GUIA DA PRIMEIRA INFÂNCIA

O início da vida...

Editora Appris Ltda.
1.ª Edição - Copyright© 2022 da autora
Direitos de Edição Reservados à Editora Appris Ltda.

Catalogação na Fonte
Elaborado por: Josefina A. S. Guedes
Bibliotecária CRB 9/870

B642g
2022
	Blange, Patricia
	    Guia da primeira infância: o início da vida... /
	Patricia Blange. - 1. ed. - Curitiba: Appris, 2022.
	    81 p.: il.; 21 cm.
	
	    ISBN 978-65-250-2854-5
	
	    1. Educação de crianças. 2. Crianças - Cuidados. 3. Saúde. I. Título.
	
	                                                              CDD – 649.1

Appris *editora*

Editora e Livraria Appris Ltda.
Av. Manoel Ribas, 2265 – Mercês
Curitiba/PR – CEP: 80810-002
Tel. (41) 3156 - 4731
www.editoraappris.com.br

Printed in Brazil
Impresso no Brasil

GUIA DA PRIMEIRA INFÂNCIA

O início da vida...

Patricia Blange

Appris editora

*Este livro dedico a todos os profissionais
envolvidos com a primeira infância.*

Agradecimentos

Agradeço a Deus primeiramente, pelo dom da vida.

Agradeço aos meus pais, Alice e Valdivino, e ao meu marido, Diogo, o apoio ao meu crescimento como profissional.

Aos profissionais da área da Saúde, na qual trabalhei e onde pude aprender muito.

Às profissionais que cuidaram de mim no hospital, desde a gestação de minhas filhas ao falecimento e ao pós.

Aos profissionais da área da Educação, pois ao trilhar 11 anos como professora, aprendi e aprendo muito todos os dias.

Aos meus alunos e aos meus pacientes, pela troca de ensinamento.

Às minhas queridas tias, que também foram minhas professoras, Maria Aidê (*in memoriam*) e Niva Rosa.

Gratidão a todos que participaram desse processo de forma direta e indireta.

*A aprendizagem abre o caminho da vida,
do mundo, das possibilidades, até de ser feliz.*

(Jorge Visca)

Apresentação

Henri Wallon ensina-nos, na Psicologia da Educação e Aprendizagem, que o desenvolvimento humano apresenta etapas distintas. Elas são marcadas por conflitos, rupturas, manifestações de afetividade, como emoção, sentimento e paixão. Processos de aprendizagem e desenvolvimento – iniciei uma pesquisa cujo fruto é este livro. Wallon foi quem me instigou a curiosidade em aprofundar sobre esse tema do Início da Vida, e também diversos outros autores que mantiveram, por anos, interesse por esse tema, até submergir este livro e outros de minha autoria dentro do assunto.

Prefácio

Com enorme responsabilidade, recebi o gentil convite da professora Patricia Blange para prefaciar a sua obra *Guia da primeira infância: o início da vida*... Honro-me de estar ao seu lado na atividade de magistério e posso testemunhar que a autora sempre se distinguiu pelo entusiasmo com que se dedica aos seus milhares de alunos no estudo dos temas da Infância e Aprendizagem.

Ao tratar de um tema de viva atualidade, a professora Patricia realizou uma análise séria, completa e esclarecedora de um dos aspectos do desenvolvimento humano que tem merecido a mais profunda atenção dos estudiosos da Psicoterapia.

A didática na explanação dos conceitos demonstra a preocupação da autora em garantir a compreensão dos temas mais profundos de maneira natural aos iniciantes da matéria. Como é sabido, a verdadeira sofisticação reside na capacidade de tornar simples o que é complexo.

Fruto de uma investigação apurada e criteriosa, o texto elaborado pela professora Patricia destaca-se por um encadeamento de argumentos seguros e demonstra o cuidado em apresentar os conceitos fundamentais para compreensão da matéria, tornando-se leitura obrigatória para os estudiosos da natureza humana.

Marcus Bittencourt
Advogado da União
Mestre em Direito do Estado pela Universidade Federal do Paraná
Professor da Escola da Magistratura Federal do Paraná

Sumário

O início da vida...

Patricia Blange

Você já deve ter ouvido falar na **Primeira Infância**. Mas o que realmente ela é? Este é um breve manual que eu, como psicopedagoga, escrevi com muito carinho e com explicações práticas para que possamos entender o tema.

A IMPORTÂNCIA DO COMEÇO

O que o bebê aprende no início da vida tem impactos profundos no futuro. É nessa fase, chamada **primeira infância**, que o cérebro mais se desenvolve em termos estruturais. São os anos mais ricos para o aprendizado.

Primeira infância é período decisivo na formação da **personalidade** infantil... Nessa fase, a criança absorve e estrutura a **personalidade** do futuro adulto. O conteúdo mental começa a ser construído no convívio social e assim vivencia experiências que serão utilizadas para a construção de sua vida.

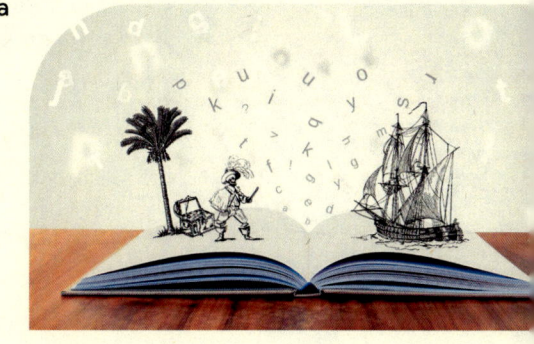

Um questionamento: existe uma lei no Brasil que nos ampara sobre a primeira infância? A resposta é sim! Chama-se Marco Legal da Primeira Infância, o qual vou explicar brevemente aqui:

Toda criança tem o direito de brincar, de ser cuidado por profissionais qualificados em primeira infância, de ser prioridade nas políticas públicas. Direito a ter a mãe, o pai e/ou o cuidador em casa nos primeiros meses, com uma licença-maternidade ou licença-paternidade justa. Direito a receber cuidados médicos consistentes, especialmente para os que estão em condições de vulnerabilidade...

Essas são algumas das linhas que tecem o **Marco Legal da Primeira Infância**, uma lei costurada a muitas mãos durante dois anos e sancionada no dia 8 de março de 2016.

Uma vitória que começa a preencher a lacuna entre o que diz a ciência e o que está na lei, por meio da criação de programas, iniciativas e serviços baseados no desenvolvimento integral das crianças desde o nascimento até os 6 anos de idade.

Lei n.º 13.257/2016: lei que pavimenta o caminho entre o que a ciência diz sobre as crianças, do nascimento aos 6 anos, e o que deve determinar a formulação e implementação de políticas públicas para a primeira infância.

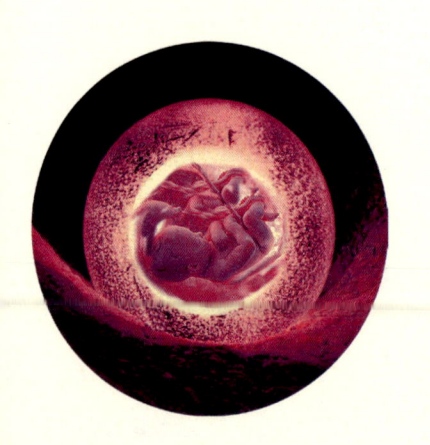

Conheça algumas propostas:

1. Garantir às crianças o direito de brincar.

2. Priorizar a qualificação dos profissionais sobre as especificidades da primeira infância.

3. Reforçar a importância do atendimento domiciliar, especialmente em condições de vulnerabilidade.

4. Ampliar a licença-paternidade para 20 dias nas empresas que aderirem ao programa Empresa Cidadã.

5. Envolver as crianças de até 6 anos na formatação de políticas públicas.

6. Instituir direitos e responsabilidades iguais entre mães, pais e responsáveis.

7. Prever atenção especial e proteção a mães que optarem por entregar seus filhos à adoção e a gestantes em privação de liberdade.

AGORA VAMOS LÁ...

A primeira infância é a fase que vai do nascimento até os 6 anos de idade. Esse conceito e a importância dessa fase são bastante conhecidos pelas diversas áreas da ciência, mas o termo ainda é praticamente desconhecido pela população brasileira. Quando a mencionamos, ela é associada ao período que começa aos 3 anos de idade, e não ao que vai do nascimento aos 6 anos.

A maioria dos adultos não se lembra de quando era um bebê contribui para que as pessoas não deem tanta importância a essa fase. Quando usado esse termo, é de maneira muito geral, não com a preocupação de definir uma fase de grande importância e com características próprias.

Mas devemos recordar que alguns estudos internacionais falam sobre a primeira infância desde os três meses gestacionais. E então: você, se gestante, sabe quais os cuidados que devemos tomar?

A base, quando descobrirmos a gestação, é buscar um acompanhamento médico e logo fazer os exames pré-natais. Importante também é manter as vacinas gestacionais em dia.

E SEMPRE TENHA A CARTEIRINHA DE VACINAÇÃO EM SUAS MÃOS!

	VACINA	DOSE	JÁ TOMOU?
AO NASCER	BCG-ID	DOSE ÚNICA	( ) data: / /
	HEPATITE B	1ª DOSE	( ) data: / /
1 OU 2 MESES	HEPATITE B	2ª DOSE	( ) data: / /
2 MESES	TRÍPLICE BACTERIANA (DTP) OU (DTPA *)	1ª DOSE	( ) data: / /
	HEMÓFILOS TIPO B (**)	1ª DOSE	( ) data: / /
	POLIOMIELITE (VIP - VÍRUS INATIVADOS *)	1ª DOSE	( ) data: / /
	ROTAVÍRUS	1ª DOSE	( ) data: / /
	PNEUMOCÓCICA CONJUGADA	1ª DOSE	( ) data: / /
3 MESES	MENINGOCÓCICA C CONJUGADA	1ª DOSE	( ) data: / /
4 MESES	TRÍPLICE BACTERIANA (DTP) OU (DTPA *)	2ª DOSE	( ) data: / /
	HEMÓFILOS TIPO B (**)	2ª DOSE	( ) data: / /
	POLIOMIELITE (VIP - VÍRUS INATIVADOS *)	2ª DOSE	( ) data: / /
	ROTAVÍRUS	2ª DOSE	( ) data: / /
	PNEUMOCÓCICA CONJUGADA	2ª DOSE	( ) data: / /
5 MESES	MENINGOCÓCICA C CONJUGADA	2ª DOSE	( ) data: / /
6 MESES	TRÍPLICE BACTERIANA (DTP) OU (DTPA *)	3ª DOSE	( ) data: / /
	HEMÓFILOS TIPO B (**)	3ª DOSE	( ) data: / /
	POLIOMIELITE (VOP) OU (VIP -VÍRUS INATIVADOS *)	3ª DOSE	( ) data: / /
	PNEUMOCÓCICA CONJUGADA	3ª DOSE	( ) data: / /
	INFLUENZA (***)	1ª DOSE	( ) data: / /
7 MESES	INFLUENZA (***)	2ª DOSE	( ) data: / /
9 MESES	FEBRE AMARELA	1ª DOSE (ÁREAS ENDÊMICAS)	( ) data: / /
12 MESES	HEPATITE A (*)	1ª DOSE	( ) data: / /
	TRÍPLICE VIRAL (SRC)	1ª DOSE	( ) data: / /
	VARICELA (CATAPORA) (*)	1ª DOSE	( ) data: / /
	MENINGOCÓCICA C CONJUGADA	REFORÇO	( ) data: / /
	PNEUMOCÓCICA CONJUGADA	REFORÇO	( ) data: / /
15 MESES	TRÍPLICE BACTERIANA (DTP) OU (DTPA *)	REFORÇO	( ) data: / /
	HEMÓFILOS TIPO B (**)	REFORÇO	( ) data: / /
	POLIOMIELITE (VOP) OU (VIP -VÍRUS INATIVADOS *)	REFORÇO	( ) data: / /
18 MESES	HEPATITE A (*)	2ª DOSE	( ) data: / /
4 ANOS	TRÍPLICE BACTERIANA (DTP) OU (DTPA *)	REFORÇO	( ) data: / /
	POLIOMIELITE (VOP) OU (VIP -VÍRUS INATIVADOS *)	REFORÇO	( ) data: / /
	TRÍPLICE VIRAL (SRC)	2ª DOSE	( ) data: / /
	VARICELA (CATAPORA) (*)	2ª DOSE	( ) data: / /
9-10 ANOS	HPV	1ª DOSE	( ) data: / /

No decorrer da gestação, precisamos também cuidar em não arrastar móveis, não levantar peso, em ter atenção com as quedas – caso aconteça, procure seu médico.

E uma atenção especial vai para seu peso. Mas por quê? Porque ele pode gerar diabete gestacional. Então, procure seguir as orientações de seu médico e ter uma boa alimentação, regulada e com nutrientes. Sempre dando preferência a alimentos saudáveis, fugindo daquele tipo *fast food*.

Agora devemos lembrar do seguinte:

> **NÃO SE AUTOMEDIQUE!**
> **NÃO FUME!**
> **NÃO BEBA!**

Qualquer tipo de **DROGA ILÍCITA** ou **LÍCITA** pode ocasionar má formação do bebê e até aborto.

DEIXO AQUI LISTADAS 15 COISAS QUE TODA GRAVIDINHA DEVE SABER!

1. Alterações de humor

Com a gravidez, é normal que a mulher se torne mais sensível. Isso acontece em razão das alterações hormonais que ocorrem durante a gestação, que afetam a mulher física e emocionalmente.

2. Prática de exercícios

A prática de exercícios é muito recomendada pelos médicos, a não ser que a gestação seja considerada de risco. Os exercícios, além de darem mais energia, fazem muito bem para a saúde do bebê e da mãe.

3. Primeiros movimentos do bebê

A mulher começará a sentir os primeiros movimentos do bebê entre a 18ª e a 20ª semana de gestação. Os primeiros movimentos são semelhantes a um leve formigamento. Posteriormente, os movimentos ficarão mais evidentes, quando será possível sentir os chutes, o bebê mexendo e os soluços.

4. Algo errado na gravidez

Caso a mulher apresente febre alta, sangramentos ou dores abdominais muito fortes, são sinais de que algo está errado, e é muito importante que a grávida procure um médico imediatamente.

5. Alimentação

Na gravidez é muito importante manter uma alimentação saudável e equilibrada, evitar o consumo de alimentos gordurosos ou que possuam baixo teor nutricional. O consumo de legumes, verduras e frutas deve ser priorizado, e deve-se atentar aos horários para realizar as refeições.

6. Pré-natal

A mulher precisa acompanhar periodicamente a sua gravidez com um médico e se informar sobre maternidades, hospitais e clínicas, para um atendimento adequado durante o período gestacional, bem como para a realização do parto.

7. Sintomas do parto

Infelizmente, não existindo um sinal evidente de que o parto está próximo, mas dores na bexiga ou na região lombar, vazamento de líquido amniótico ou rompimento da bolsa, endurecimento do útero e pequenos sangramentos são alguns dos sinais que evidenciam que o parto está próximo.

8. Depilação

A mulher não precisa necessariamente estar depilada, pois a depilação completa pode aumentar o risco de infecções, caso seja necessário efetuar corte. Entretanto, para a realização do parto, é necessário que a grávida esteja com a higiene em dia.

9. Trabalho de parto

O trabalho de parto inicia-se com pequenas contrações ritmadas, que podem ocorrer em um período de 10 em 10 minutos e fazer parte do processo de dilatação do útero. Após esse período, a mulher precisa fazer força e ajudar no nascimento do bebê. O tempo do trabalho de parto varia de mulher para mulher, mas ele pode levar de 8 até 18 horas. Algumas técnicas de respiração são aliadas para tornar o trabalho de parto menos doloroso, e a posição escolhida é aquela em que a mulher se sinta mais confortável.

10. Parto normal e cesárea

O parto normal é considerado o mais saudável e seguro para a mãe e para o bebê, e a recuperação é mais rápida. Já a cesárea é uma cirurgia, por isso envolve mais riscos, mas ela é necessária em alguns casos.

11. Indução do parto

Pode acontecer de a mulher não apresentar uma dilatação suficiente para que o bebê nasça. Nesse caso, uma injeção de hormônio chamado ocitocina faz o útero contrair-se, o que facilita o parto.

12. Tempo depois do parto

Após o nascimento do bebê, as horas e os dias acabam sendo um pouco cansativos. A mulher precisa aproveitar esses primeiros dias para conhecer o recém-nascido e, se possível, adiar as visitas (solicite privacidade).

13. consulta com o pediatra

Logo nos primeiros dias de vida do bebê, é recomendado que se faça a primeira consulta com o pediatra, para que ele avalie se está tudo certo com o recém-nascido. Entretanto, na maternidade, já serão dadas as orientações sobre amamentação, higiene e cuidados com o umbigo.

14. O choro do bebê

O choro do bebê é a forma que o recém-nascido tem para se comunicar, e pode significar muitas coisas, até mesmo que algo pode estar errado, por isso é muito importante que a mãe dê atenção sempre que o bebê chorar.

15. Amamentação

A amamentação é um processo que requer muita paciência da mulher. Apesar de esse processo parecer natural e fisiológico, algumas mulheres não conseguem amamentar. Dessa forma, é muito importante que a mulher converse com seu médico sobre as melhores alternativas para a substituição ao leite materno e que não se sinta diminuída, caso não consiga amamentar o filho.

ATENÇÃO: MÃEZINHAS TÊM DIREITO SOCIAL! O QUE É ISSO?

- **Guichês e caixas especiais ou prioridade nas filas** para atendimento em instituições públicas e privadas (bancos, supermercados, lojas etc.).
- **Assento prioritário para gestantes e mulheres com bebê no colo** em ônibus e metrôs. No ônibus, a gestante pode, também, sair pela porta da frente.
- Se a família da **gestante for beneficiária do Bolsa Família**, ela tem direito ao benefício variável extra na gravidez e durante a amamentação.

E QUAIS SÃO OS DIREITOS TRABALHISTAS?

- **Licença-maternidade de 120 dias** para gestantes com carteira de trabalho assinada.
- **Não ser demitida** enquanto estiver grávida e até cinco meses após o parto, a não ser por justa causa.
- Mudar de função ou setor em seu trabalho, caso ele apresente riscos ou problemas para a sua saúde ou à saúde do bebê. Para isso, a gestante deve apresentar atestado médico comprovando a necessidade de mudança de função.
- Receber **Declaração de Comparecimento** para apresentar ao empregador sempre que for às consultas de pré-natal ou fizer algum exame.
- Até o bebê completar seis meses, a mãe tem o direito de ser dispensada do trabalho todos os dias, por dois períodos de meia hora ou por um período de uma hora, para amamentar. A melhor forma de aproveitar este tempo deve ser combinada com o empregador.
- **Licença de cinco dias para o pai** logo após o nascimento do bebê.

E agora o momento lindo: o nascimento. Aqui começamos com alguns cuidados diferenciados, como exigir os testes obrigatórios que são fornecidos pelo SUS. Vamos conhecer?

TESTE DE APGAR
TESTE DO PEZINHO
TESTE DO OLHINHO
TESTE DO QUADRIL
TESTE DA ORELHINHA
TIPAGEM SANGUÍNEA
TESTE DA LINGUINHA

Falamos do momento lindo do nascimento, mas não podemos deixar de falar sobre o sublime, a amamentação, que também é direito!

Você sabia que a amamentação é um momento muito importante. Além do benefício da nutrição do bebê, existe o vínculo emocional mamãe--criança. O leite materno é um superalimento, porque é completo. Nos primeiros meses, o bebê só precisa do leite materno, pois este hidrata e fornece todos os nutrientes necessários ao desenvolvimento do bebê, além de combater infecções, proteger contra bactérias e vírus e evitar diarreias.

E ATENÇÃO! O leite em pó deve ser recomendado apenas por um médico, caso a mãe esteja impossibilitada de amamentar.

Nesse momento, muitas mães e muitos pais que cuidam do seu bebê me perguntam: "Patricia, e agora? Não tenho como amamentar. Isso vai prejudicar a relação mamãe-bebê?".

Não, porque o momento de afeto, carinho e respeito haverá, aquela troca de olhares que passa amor e confiança estará presente.

FASES DE DESENVOLVIMENTO DO SEU BEBÊ

1 mês

Deitado de costas, já movimenta a cabeça para respirar melhor. Suas atividades são predominantemente reflexivas, e sua percepção visual é satisfatória apenas de perto. Já a mãe é reconhecida pelo cheiro.

2 a 4 meses

Nessa idade, começa a sugar o polegar, a reproduzir sons e a ficar imóvel ao ouvir uma voz conhecida. Reage ao seu nome, virando a cabeça. Nessa fase, a mãe é reconhecida visualmente.

5 meses

Senta-se com apoio e mantém as costas retas, assim como segura objetos e interage com eles. A criança imita gestos, sabe o momento de chamar a atenção e ri ao brincar.

6 meses

Permanece sentado, ainda com apoio, por um longo tempo. Distingue rostos estranhos de familiares, além de imitar a voz da mãe.

7 meses

Fica sentado sem apoio por alguns instantes, já começa a se arrastar e a se deslocar do lugar.

8 meses

Participa mais ativamente das brincadeiras e troca sinais com adultos. Começa a morder nessa fase.

9 meses

Fica parado sozinho em pé e se segura. Começa a engatinhar. Geralmente, é nesse período que reage corretamente a palavras e expressões familiares: "pega", "me dá" e "vem com a mamãe", por exemplo. Passa a reconhecer seu próprio nome.

10 a 11 meses

Age intencionalmente e utiliza brinquedos de encaixar. Além disso, tenta imitar os sons que ouve e compreende proibições.

1 ano

Tem bom equilíbrio sentado e começa a andar, segurando pela mão. Repete gestos e emite, no mínimo, três palavras diferentes.

1 ano e 3 meses

Anda sozinho, ajoelha-se, sobe escada com apoio das mãos e se alimenta com as mãos sem ajuda.

1 ano e 6 meses

Senta-se na cadeira sozinho, sobe e desce escadas, já assegurando-se no corrimão, salta com os dois pés e realiza atos coordenados complexos, como desenhar rabiscos espontaneamente.

2 anos

Chama-se pelo próprio nome. Comunica-se com gestos e atitudes, principalmente com outras crianças. Constrói frases de duas palavras e usa o "não" sistematicamente.

3 anos

Nessa fase a capacidade motora da criança é expandida. Ela já é capaz de correr, saltar, sente-se mais segura ao subir e descer as escadas de forma ereta. É importante que, nessa etapa, os pais incentivem-na a se vestir e a se alimentar sozinha.

4 a 5 anos

Essa fase é marcada pelo rápido desenvolvimento intelectual (a criança aprende tudo facilmente) e muscular, já que possui a coordenação semelhante à de um adulto e controla de forma eficaz os seus movimentos. O estímulo à aprendizagem de forma lúdica é fundamental para o seu desenvolvimento.

6 anos

A sua independência é confirmada nessa fase, já que ela rejeita ajuda para se vestir, além de ter controle total de sua higiene. Suas competências linguísticas são amplamente desenvolvidas, e a aprendizagem encontra uma porta aberta para construir seu espaço, seja na escrita, seja na leitura ou na expressão oral.

E A CRIAÇÃO DE PERSONALIDADE? ONDE ENTRA?

O que é formação da personalidade?

A definição é bem simples: formação da personalidade é o desenvolvimento de padrões organizados de comportamentos e atitudes que tornam uma pessoa única.

O desenvolvimento desses padrões ocorre por causa de uma mistura de temperamento, caráter e ambiente onde a pessoa cresce.

QUANDO ACONTECE A FORMAÇÃO DA PERSONALIDADE?

A maioria dos psicólogos acredita que a formação da personalidade depende primordialmente de dois fatores: o temperamento e o ambiente. Ou seja, as características da criança herdadas dos pais e a forma pela qual ela é criada. É a combmbos que resulta no comportamento das crianças.

Portanto, isso já explica por que duas crianças nascidas do mesmo pai e da mãe podem ser tão diferentes.

Uma pode ter nascido com temperamento diferente da outra. Ainda que expostas ao mesmo padrão de criação, podem ter recebido, entendido ou reagindo de formas diferentes à educação imposta pelos seus pais. Existe uma grande discussão, até hoje, sobre qual dos dois elementos (temperamento ou ambiente) é mais forte na hora de determinar a formação da personalidade de uma criança.

Porém, todos os profissionais da área concordam em uma coisa: o envolvimento dos pais e a atenção dada às crianças são primordiais na formação da personalidade de cada uma. Isso porque os pais, ao prestarem atenção, identificam como cada criança reage a situações específicas. E assim os pais podem adaptar a forma que aborda cada assunto e preparar melhor cada filho desta maneira. Ou seja, com atenção você consegue enxergar os pontos fortes e fracos e abordá-los da melhor maneira para cada filho.

Eis por que até a forma pela qual as escolas ensinam está evoluindo para uma versão cada vez mais personalizada. Cada um de nós aprende, reage e experimenta o mundo da própria forma, de um jeito único.

E O CARÁTER?

O caráter é formado de uma junção de características emocionais, cognitivas e comportamentais. Todas desenvolvidas e aprendidas por meio da experiência de cada um. Vou dar um exemplo para ficar fácil: uma pessoa que é traída várias vezes se torna uma pessoa mais desconfiada. Uma pessoa que não teve esse tipo de experiência na vida tem mais facilidade de acreditar nos outros e confiar mais rapidamente. Entendeu como cada experiência e histórico de vida definem suas reações futuras?

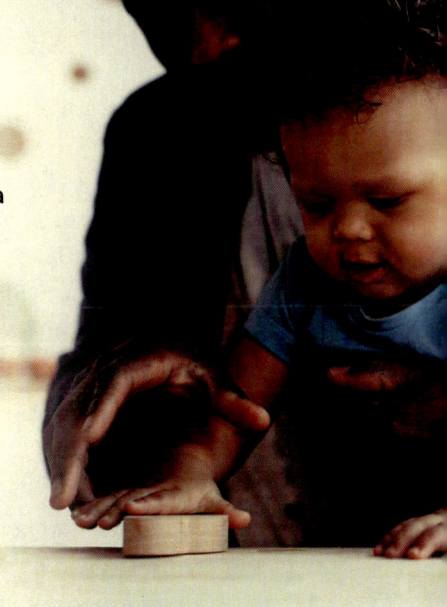

O que influência no caráter e, por consequência, ajuda na formação da personalidade é o desenvolvimento moral de cada um. E esse desenvolvimento acontece baseado nas regras, nas leis e no que a sociedade entende como comportamento normal no ambiente em que a criança cresce.

Aliás, o desenvolvimento moral é uma das maiores preocupações dos pais. E, na minha opinião, a melhor forma de ensinar a diferença entre o certo e o errado é pelo exemplo.

COMO ACONTECE A FORMAÇÃO DA PERSONALIDADE DAS CRIANÇAS?

Infância

Na infância as crianças desenvolvem confiança, segurança e otimismo. Crianças bem cuidadas e amadas tornam-se bebês otimistas, seguros e confiantes. Já bebês que não têm atenção dos pais ou que são mais negligenciados se tornam crianças mais desconfiadas e inseguras.

Dos 18 meses aos 4 anos

Nesse momento a criança começa a desenvolver sua autonomia e/ou vergonha. Quando os pais têm habilidade parental, a criança sai dessa fase com autoconfiança e encorajada, com esse novo nível de controle que tem sobre sua vida. É claro que essa evolução inclui birra e teimosia por parte dos nossos pequenos. É a forma que eles têm de demonstrar sua individualidade.

Pré-escolar

Nessa fase da formação da personalidade, as crianças desenvolvem iniciativa ou culpa, aprendem como usar a imaginação, aumentam suas habilidades por meio da brincadeira, aprendem a cooperar com os outros, a liderar grupos e a serem lideradas. Aqui, se a criança não for bem-sucedida, você começa a notar um medo maior. Você começa a perceber a criança mais isolada, com uma dificuldade maior de fazer amigos. Nessa mesma fase, a criança também pode manifestar sentimentos de culpa exagerados.

Escolar

Nesse estágio da formação da personalidade, a criança pode desenvolver autoestima e a certeza de que é capaz de tudo. Ou desenvolver um senso de inferioridade. Nesse estágio a autodisciplina vai evoluindo a cada ano. Quanto mais ela desenvolve sua autoestima e percebe tudo de que é capaz, mais ela se torna confiante, autônoma, proativa e empreendedora.

Estou citando as características básicas da formação da personalidade conforme a idade das crianças. Isso não quer dizer que seu filho pertence a um extremo ou ao outro. Na maioria dos casos, elas se desenvolvem no meio desses extremos. Alguns têm mais facilidade em uma fase; outros, em outras. Alguns em uma característica; outros, em outras.

Aí entram os pais e a habilidade parental de cada um de nós. Cabe a nós identificar quando as crianças têm mais dificuldade no desenvolvimento de alguma dessas características, e ajudá-las.

Por isso, a presença e atenção dos pais é tão importante. Portanto, esteja sempre presente na vida do seu filho e fique de olho em quem ele é.

DIAGRAMA DE IDADES

Existem fases como a primeiríssima infância, do nascimento aos 3 anos: segundo descobertas da neurociência, uma das fases mais relevantes do desenvolvimento do cérebro, em que há uma maior plasticidade para o desenvolvimento. Por isso, vi a importância de criar este guia de informações.

Primeira infância

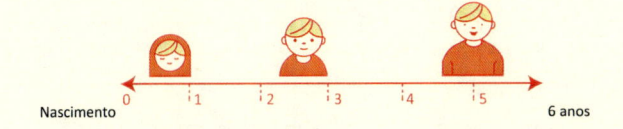

Nascimento   0   1   2   3   4   5   6 anos

Em uma comunicação adequada e com embasamento, é possível ter um entendimento diferenciado sobre variados aspectos envolvidos no desenvolvimento infantil e sobre o fato de que a criança é uma pessoa se desenvolvendo e que tem direitos garantidos por leis. O conhecimento proporcionado pela comunicação permite que a população seja crítica e capaz de exigir melhorias nas políticas públicas voltadas ao desenvolvimento da primeira infância e na qualidade dos serviços básicos oferecidos para a gestante, a criança e a sua família.

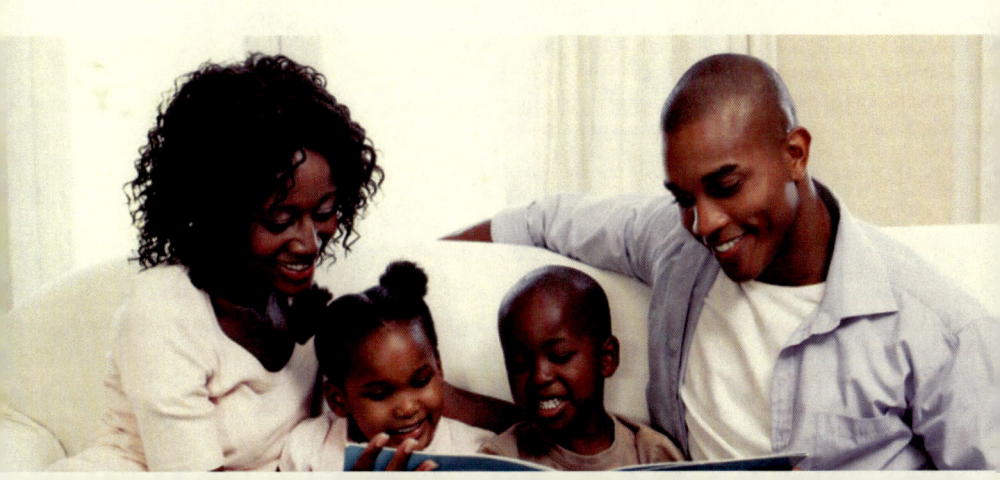

MOTIVOS PARA SE INVESTIR NA PRIMEIRA INFÂNCIA

Desde melhoria no aprendizado até economia ao longo da vida, são vários os argumentos que comprovam a importância de se investir nessa fase. Estudos mostram que metade do potencial de inteligência de uma pessoa é desenvolvida até os 4 anos de idade; tudo que for feito nessa idade tem efeitos diretos na capacidade intelectual, comportamental, social e na personalidade, influenciando seu futuro.

CRESCIMENTO DA MORTALIDADE INFANTIL NO ESTADO DO PARANÁ

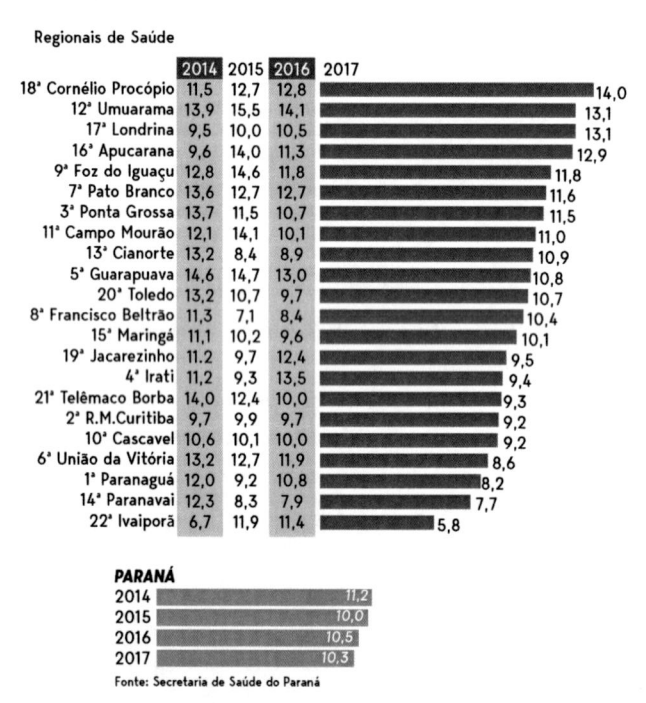

Fonte: Secretaria de Saúde do Paraná

Outro ponto importante: programas básicos de desenvolvimento da **primeira infância** reduzem a mortalidade infantil. Já foi comprovado que, nos primeiros anos de vida, que os programas básicos são mais eficazes e geram custos mais baixos do que reverter os efeitos ou já problemas no futuro. Os benefícios são que há ganhos em curto, médio ou longo prazo, entre eles aprendizagem e melhores níveis escolares, melhorando, assim, a empregabilidade e gerando qualidade de vida.

PROBABILIDADE (%) DE UM RECÉM-NASCIDO NÃO COMPLETAR O PRIMEIRO ANO DE VIDA (2019)

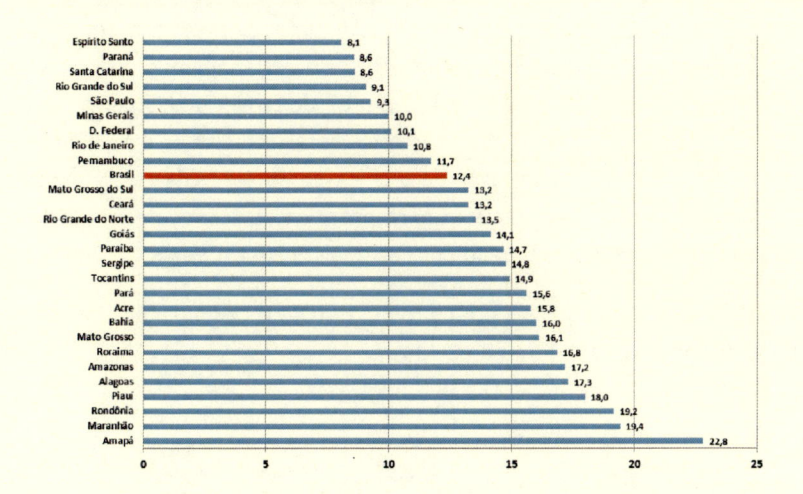

Espírito Santo	8,1
Paraná	8,6
Santa Catarina	8,6
Rio Grande do Sul	9,1
São Paulo	9,3
Minas Gerais	10,0
D. Federal	10,1
Rio de Janeiro	10,8
Pernambuco	11,7
Brasil	12,4
Mato Grosso do Sul	13,2
Ceará	13,2
Rio Grande do Norte	13,5
Goiás	14,1
Paraíba	14,7
Sergipe	14,8
Tocantins	14,9
Pará	15,6
Acre	15,8
Bahia	16,0
Mato Grosso	16,1
Roraima	16,8
Amazonas	17,2
Alagoas	17,3
Piauí	18,0
Rondônia	19,2
Maranhão	19,4
Amapá	22,8

A situação de miséria, negligência ou abandono exposta à criança, o que chamamos de vulnerabilidade social, faz com que ela tenha menos oportunidades. Dessa forma, pode-se gerar um chamado "ciclo intergeracional da pobreza", ou seja, dar continuidade a um ciclo em que não há condições necessárias fundamentais e essenciais para o processo de evolução da primeira infância, por isso a importância desses programas.

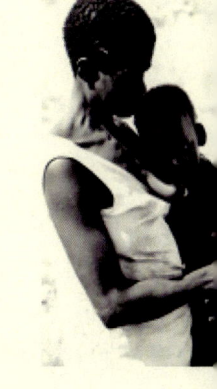

Metas globais foram definidas pela Organização das Nações Unidas (ONU) e devem ser cumpridas até 2030. O Brasil também instituiu, no ano em que completou 30 anos do ECA, um Biênio da Primeira Infância, para discutir e levantar dados para um desenvolvimento de qualidade.

Mas o que é mesmo o ECA? O Estatuto da Criança e do Adolescente, Lei n° 8.069/90, é um marco para os pequenos brasileiros, que passaram a ter seus direitos fortalecidos e ganharam proteção integral do Estado.

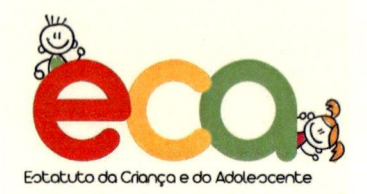

Estatuto da Criança e do Adolescente

O estatuto tornou claras as normas, por exemplo, do que é considerado trabalho infantil e marcou o início de campanhas de conscientização. No setor rural, um dos desafios foi desfazer a crença de que os filhos de produtores precisavam aprender a trabalhar trabalhando. Nesse sentido, o setor do tabaco vem atuando junto aos produtores integrados para difundir a conscientização de que lugar de crianças e adolescentes é na escola. Por isso, os produtores precisam apresentar os atestados de frequência escolar às empresas de tabaco com as quais mantêm negócios.

Segundo pesquisas, pouco mais de 10% da população brasileira é de crianças de até 6 anos de idade.

idade (anos)	milhões pessoas	% da população
100+	0,02	0,0
95-99	0,13	0,1
90-94	0,49	0,2
85-89	1,12	0,5
80-84	2,23	1,1
75-79	3,36	1,6
70-74	5,05	2,4
65-69	7,14	3,4
60-64	9,16	4,3
55-59	11,33	5,4
50-54	12,70	6,0
45-49	13,60	6,4
40-44	15,30	7,2
35-39	17,17	8,1
30-34	17,26	8,2
25-29	16,98	8,0
20-24	17,21	8,2
15-19	16,40	7,0
10-14	15,15	7,2
5-9	14,62	6,9
0-4	14,57	6,9

Fonte: ONU

Atualmente em nosso país, temos um distanciamento em conceitos científicos e visão da comunidade brasileira sobre a primeira infância. Importante comunicação entre população e políticas públicas para que leve conhecimento para a população e possamos adotar novos hábitos que contribuam para melhorar o desenvolvimento da criança na primeira infância. Depois de um levantamento de dados, vimos que existe um abismo na comunicação. Compreenda:

Assunto	O que dizem os especialistas	Visão do público
Cuidados na gravidez	A gestação é um período sensível para o desenvolvimento infantil, pois diversas estruturas estão em fase de formação e amadurecimento.	Dá bastante importância aos cuidados com a saúde durante a gestação, mas tem pouco conhecimento sobre a influência do ambiente sobre o feto.
Cérebro	O cérebro é um órgão em processo de desenvolvimento, em especial durante a primeira infância.	Acredita que as estruturas cerebrais já estão prontas a partir do nascimento e que não há nenhuma mudança no decorrer do crescimento da criança.
Do nascimento aos 5 anos	A primeira infância é uma janela de oportunidade para que o desenvolvimento da criança ocorra de maneira positiva.	Considera que o período mais Importante da infância tem início somente aos 2 anos, pois há uma crença de que é a partir daí que começam a se formar as primeiras lembranças.

Assunto	O que dizem os especialistas	Visão do público
Aprendizado	O aprendizado ocorre em todos os lugares. Atividades como andar, correr, falar, entre outras, fazem parte do desenvolvimento cognitivo.	Tende a limitar a escola como local preferencial de aprendizado.
Desenvolvimento	Os tipos de desenvolvimento (físico, emocional, social e cognitivo) estão interligados. O crescimento deve ser integral.	Desenvolvimento da criança costuma ser visto de forma compartimentada. crescimento físico é tratado de forma independente dos desenvolvimentos sócio afetivos e cognitivos, porque a relação entre eles não está clara.
Importância dos relacionamentos	O desenvolvimento cognitivo da criança é potencializado por relacionamentos significativos, dentro e fora da escola.	Sabe que o carinho dos adultos é importante, mas crê que ele influencia apenas o temperamento e a personalidade da criança.
Papel da família	A criança tem um papel ativo no seu desenvolvimento e cabe aos pais lhe dar apoio, estimulando sua autonomia.	Ainda existe o pensamento de que o bom relacionamento entre pais e filhos deve ser marcado pela autoridade.
Apoio profissional	O apoio profissional é necessário e importante para o desenvolvimento.	Esse tipo de apoio é visto com desconfiança, porque há o receio de haver interferência na autoridade dos pais.

A GESTAÇÃO...

O pré-natal é de fundamental importância durante a gestação para saber sobre o desenvolvimento do bebê. Mas, de forma geral, ainda temos dificuldade em conscientizar os pais de que o uso de remédios, o fumo, a bebida alcoólica são extremamente perigosos e podem gerar complicações para mamãe e bebê, ou até o óbito de ambos. A alimentação adequada também é de grande importância, ajudando, assim, a controlar pressão e peso na gestação, auxiliando para um período mais saudável.

O que os pesquisadores entendem é que, se dentro do útero os fetos forem expostos a uma situação prejudicial, e na vida adulta adotarem hábitos de vida ruins, como sedentarismo e tabagismo, a chance de desenvolverem doenças crônicas será maior.

Um exemplo fácil é o uso de ácido fólico. Toda mulher que quer engravidar suplementa com comprimidos de ácido fólico para prevenir doenças do tubo neural. Logo, a deficiência dessa vitamina é um fator que pode interferir na programação metabólica do feto.

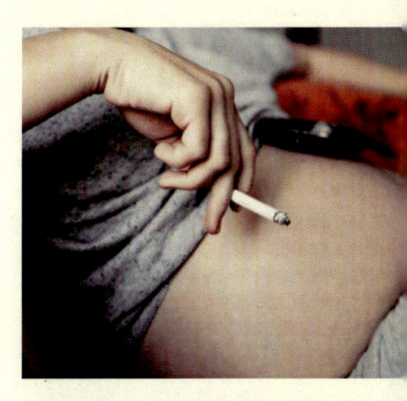

O ambiente ao qual o bebê está exposto dentro do útero é um fator importante na determinação do peso da criança nos primeiros anos de vida e, quando desequilibrado, pode aumentar as chances de quadros de obesidade infantil e adulta ou de baixo peso e mudança no padrão de crescimento das crianças, além de favorecer o risco para doenças cardiovasculares, como diabetes, hipertensão, dislipidemias, alergias e outras. Quando esse bebê nasce,

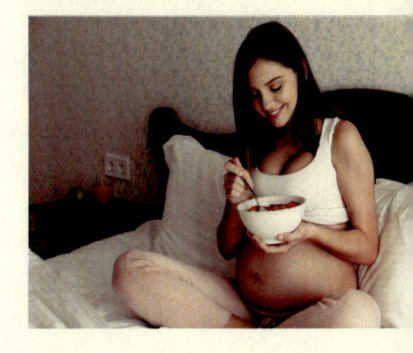

começa-se outra caminhada para que ele tenha um desenvolvimento saudável e que favoreça diversos aspectos, bem como a aprendizagem.

O consumo de alimentos industrializados tornou-se uma constante na sociedade da praticidade, em virtude do ritmo intenso de trabalho

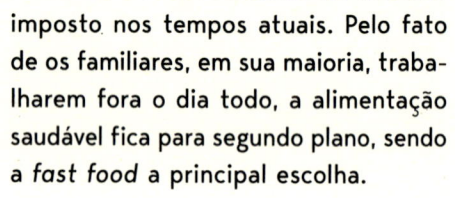

imposto nos tempos atuais. Pelo fato de os familiares, em sua maioria, trabalharem fora o dia todo, a alimentação saudável fica para segundo plano, sendo a *fast food* a principal escolha.

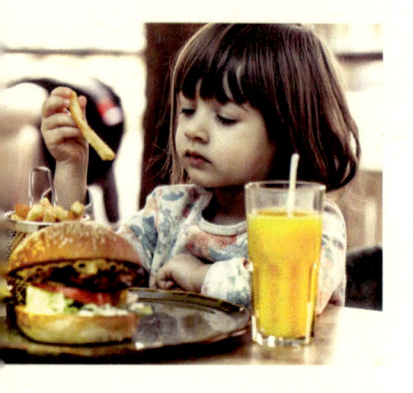

Os alimentos industrializados, exceto aqueles indicados para grupos com restrição alimentar, contêm excesso de substâncias como açúcar, sódio e gorduras, que são conhecidas pelos malefícios causados à saúde.

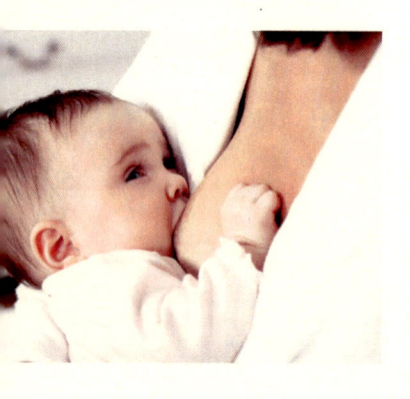

Descobertas recentes que relacionam a alimentação e os benefícios para o cérebro têm ganhado destaque no meio científico. A decisão pelo consumo destes produtos decorre não somente da falta de conhecimento e informação adequada, mas, essencialmente, porque os malefícios causados à saúde tendem a aparecer em médio e longo prazo.

É muito importante o processo de amamentação. Assim que a mãe dá à luz um bebê, já pode começar a amamentá-lo. Nos primeiros dias após o parto, a mãe produz, em quantidades menores, um leite mais amarelado e mais grosso chamado de colostro. No colostro, a quantidade de anticorpos e células maduras é muito maior do que no leite maduro, o que ajuda na imunização do bebê contra muitos vírus e bactérias que estão no ambiente. Além disso, no colostro há substâncias que estimulam o intestino da criança a se desenvolver.

Por ter efeito laxativo, o colostro auxilia na eliminação do mecônio (primeiras fezes do bebê), o que ajuda a evitar a icterícia. Se, em vez de leite materno, for oferecido à criança o leite de vaca, o bebê poderá desencadear alergias, além de ter o intestino agredido.

Depois de algumas semanas, a mãe começa a produzir o leite que chamamos de leite maduro. Esse leite apresenta-se com aspecto e composição diferentes do colostro; contém proteína, lactose, vitaminas, minerais, água, gordura, enfim, todos os nutrientes de que a criança necessita para seu crescimento e desenvolvimento até os seis meses de idade. No leite materno, também encontramos vários componentes imunológicos que protegem a criança de inúmeras doenças.

A dúvida que persegue muitas mamães é se o leite delas é fraco. É importante saber que não existe leite fraco e que cada mãe produz o leite ideal para o seu bebê. Com a amamentação, o seu bebê terá uma digestão facilitada, porque o leite materno é mais bem absorvido e tolerado pelo organismo do bebê, diminuindo as cólicas.

Lembramos que qualquer leite em pó produzido por uma indústria é um leite já existente e modificado. Existem tentativas de retirar substâncias que podem ser prejudiciais e incluir outras que possam favorecer o crescimento e desenvolvimento de lactentes, no entanto é importante destacar que as substâncias vivas existentes no leite humano, como as imunoglobulinas (anticorpos que combatem doenças), não podem ser produzidas ou acrescentadas naqueles leites.

Leite em pó é apenas recomendado pelo médico, caso a mãe seja impossibilitada de alimentar, pois, por mais prático que pareça, esse leite não tem os mesmos nutrientes do leite materno: nada substitui a amamentação.

A criança que se alimenta bem vai produzir a ACETILCOLINA e consequentemente vai desenvolver uma excelente memória. Criança que se alimenta bem vai produzir DOPAMINA, um neurotransmissor para o desenvolvimento das atividades motoras.

Uma criança muito carente vai ter graves prejuízos na memória e não vai conseguir trazer as informações para o cérebro que ela aprendeu.

O nosso principal órgão de aprendizado é o cérebro, que depende do fornecimento correto de energia para funcionar. Crianças bem alimentadas têm maior facilidade de aprendizado porque conseguem raciocinar corretamente, já que o cérebro está sendo nutrido com energia durante seu funcionamento.

Entretanto, em crianças que não recebem nutrientes suficientes, o cérebro fica sem substrato energético para funcionar bem, prejudicando a capacidade de raciocínio e de aprendizagem. Uma alimentação desequilibrada resulta em um mau desenvolvimento da criança, causando a baixa capacidade de raciocínio, o que influencia diretamente na dificuldade do aprendizado.

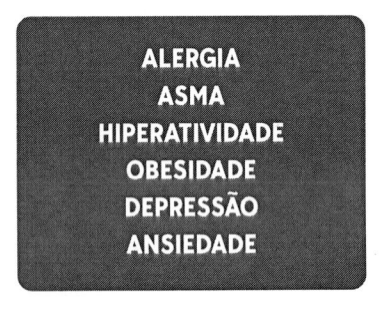

ALERGIA
ASMA
HIPERATIVIDADE
OBESIDADE
DEPRESSÃO
ANSIEDADE

ALIMENTOS RICOS EM CONSERVANTES GERAM:

Você já ouviu falar em acetilcolina?

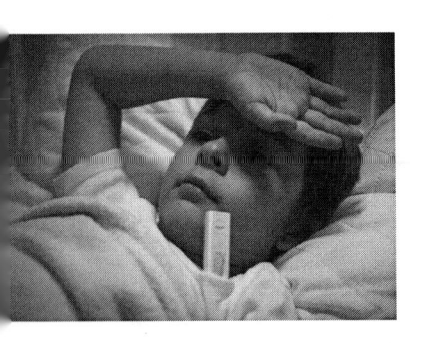

Ela tem uma função importantíssima para o funcionamento do nosso corpo, principalmente no que diz respeito ao sistema cognitivo.

Isso quer dizer que a **acetilcolina** é importante para melhorar a **memória e o aprendizado,** mas pode também ajudar em outras funções do cérebro, melhorando as sinapses nervosas como um todo, colaborando até para uma noite de sono melhor.

A falta desse tipo de neurotransmissor pode causar problemas como: **transtorno de déficit de atenção, hiperatividade, mal de Alzheimer**, entre outras doenças, além de poder influenciar negativamente no sistema **respiratório e cardiovascular**.

Os alimentos que ajudam a aumentar a acetilcolina são importantes para melhorar a contração muscular, a capacidade de memorização e de atenção, por isso são importantes para quem se sente sempre casado ou com dificuldades em memorizar e aprender.

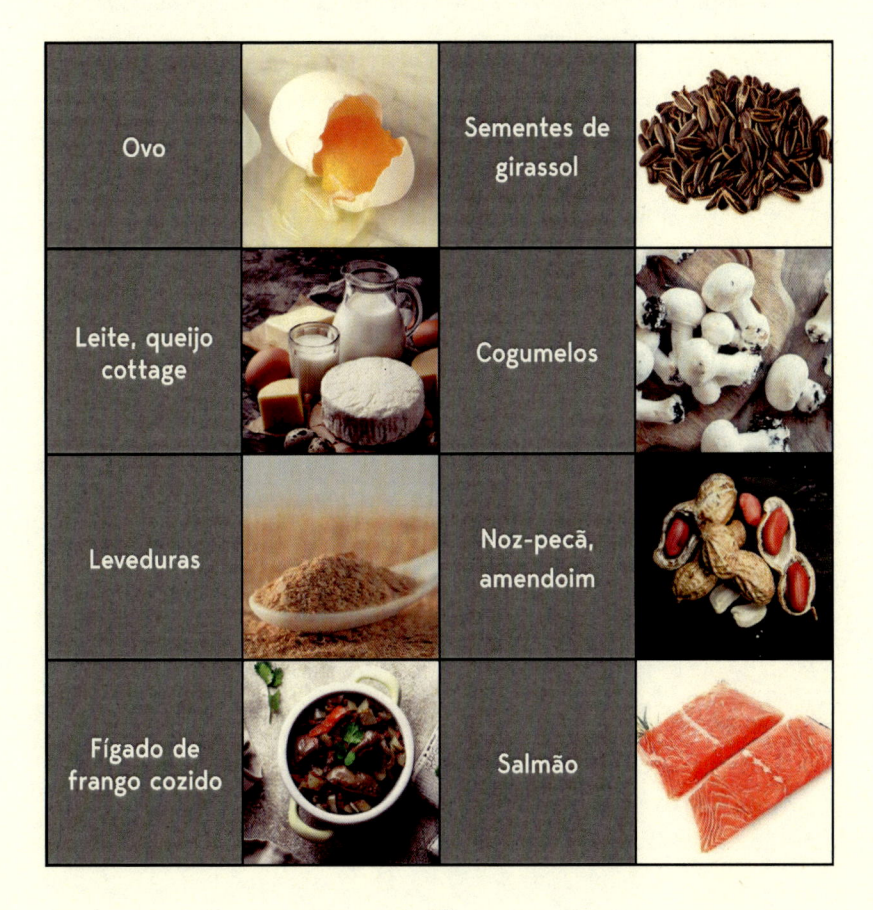

ALGUNS ALIMENTOS RICOS EM ACETILCOLINA:

Esses alimentos aumentam a acetilcolina porque têm colina e vitamina B5, que são substâncias utilizadas pelo organismo para produzir acetilcolina. É notório que a alimentação é significativa para a contribuição do desenvolvimento da criança. Devemos preservar uma boa alimentação em todos os momentos da vida, pois diversas habilidades dependem disso.

A alimentação desempenha um papel fundamental no crescimento e no desenvolvimento físico e cognitivo. A manifestação ou a prática de uma alimentação saudável é, entre outros fatores, de grande importância para o desenvolvimento da criança, especialmente no ambiente escolar.

Crianças que frequentam a educação infantil certamente vão absorver muitos valores, atitudes e comportamentos vivenciados nas horas de permanência nesse ambiente. Além da nutrição, os estímulos ambientais adequados nas diversas áreas do conhecimento são essenciais ao aprendizado infantil, desenvolvendo a capacidade mental e intelectual da criança.

Construir padrões saudáveis de alimentação para os filhos é fundamental, um trabalho que deve começar na primeira infância. A vida moderna, no entanto, muitas vezes coloca obstáculos difíceis de serem contornados. Falta de tempo, de paciência e até de intimidade com a cozinha costumam ser os mais comuns. Compreender a importância do direito humano à alimentação e da **educação alimentar** desde a mais tenra idade, entretanto, é fundamental.

POR QUE A EDUCAÇÃO ALIMENTAR NA INFÂNCIA É TÃO IMPORTANTE?

É de criança, também, que adquirimos a maior parte dos hábitos que influenciarão toda a nossa vida adulta. As ações de uma educação alimentar desde os primeiros anos de vida trazem inúmeros benefícios para toda a vida.

Ensinar a criança a comer bem, com qualidade e na quantidade adequada pode evitar diversas doenças, como obesidade, diabetes e problemas cardíacos. Além disso, a **educação alimentar** ajuda a reduzir o nível de estresse, irritabilidade e ansiedade. A criança não só cresce de forma mais calma e saudável como se torna um adulto com bons hábitos, mais propenso ao equilíbrio físico e mental.

Educação alimentar deve incluir toda a família

No entanto, não basta promover um programa de **educação alimentar** apenas para a criança. Principalmente na infância, os pais devem dar o exemplo, já que são o mais forte ponto de referência para os pequenos.

Assim, toda a família deve adquirir uma cultura alimentar saudável – e o caminho mais curto para isso é por meio da nutricionista do **plano/planejamento de saúde**.

O profissional deverá criar um plano alimentar pautado nos hábitos individualizados da família e nas escolhas mais saudáveis para a criança, de acordo com a idade e as necessidades nutricionais, levando em consideração o ambiente escolar.

Apesar de o ideal ser iniciar a **educação alimentar** já na primeira infância, nunca é tarde para começar. Mesmo que seja um pouco mais complicado para as crianças maiores, é preciso estratégia para evitar que a hora da refeição se torne traumatizante.

Por isso, nada de obrigar seu filho a comer. É de se esperar, por exemplo, que uma criança habituada a guloseimas rejeite uma alimentação saudável. Procure desligar qualquer coisa que desvie a atenção, como TV e celulares, e mantenha um horário certo, todos os dias.

No entanto, atenção. A recusa de alimentos pode ser uma forma de chamar a atenção, pura birra ou sintoma de alguma doença. O ideal é investigar a causa com o pediatra. Pode ser que a criança precise da ajuda do nutricionista para um cardápio diferenciado ou de um psicólogo infantil.

A cobertura, por exemplo, do **plano de saúde** garante consulta, exames e tratamentos com todos esses profissionais e muitos outros especialistas.

A vantagem de fazer um plano alimentar com um nutricionista é que ele fará um cardápio individualizado. Assim, a **educação alimentar** não só ajudará a criar hábitos saudáveis, mas também proverá todos os nutrientes necessários para um desenvolvimento físico e mental perfeito, criando um bem-estar para a família.

Algumas estratégias, no entanto, podem ajudar na adesão à **educação alimentar:**

- Os pais são sempre os exemplos. Sempre que puder, promova refeições com toda a família à mesa, promova uma qualidade de vida. A criança vai se espelhar em você e querer imitar. Por isso, evite frituras, enlatados, embutidos, refrigerantes, biscoitos recheados, corantes, aromatizantes e *fast food*.

- Faça lanches divertidos para levar à escola. Faça sanduíches decorados com rostinhos felizes ou figuras de animais. Você encontra vários conteúdos *on-line* ensinando a fazer desenhos com frutas e legumes.

- Chame os amiguinhos para um lanche surpresa. Prepare pratos bem coloridos e criativos. Muitas crianças se alimentam melhor na presença de outras crianças. Essa estratégia pode ser especialmente interessante para os filhos únicos.

- Vá e leve seu filho regularmente ao nutricionista do plano de saúde. Muitas vezes é preciso adequar algum aspecto da dieta para que a reeducação alimentar surta efeito. É melhor trabalhar substituições saudáveis do que insistir em determinado alimento e acabar causando um trauma.

MENTE E ALIMENTAÇÃO

Nosso corpo funciona à base de energia, portanto precisamos de "combustíveis" necessários para que ele esteja em equilíbrio e com o funcionamento adequado; além do que está no exterior, isto é, o corpo físico, aquilo que está em nossa constituição interna – órgãos, corrente sanguínea, ossos etc. –, mesmo que não o vejamos, precisa tanto de atenção e cuidados quanto a pele e os músculos, ou seja, a aparência física.

O cérebro é o órgão principal das nossas funções mentais, onde funciona toda a atividade referente a pensamentos, comportamentos, necessidades, emoções, raciocínios etc. Para que ele possa funcionar plenamente em suas capacidades, é necessário ter "combustíveis", como oxigênio, glicose, vitaminas, minerais, aminoácidos etc. Sem esses importantes compostos, 15 minutos seriam suficientes para gerar inconsciência nas atividades mentais. Portanto, a alimentação está diretamente interligada ao que acontece em nosso cérebro (e ao corpo como um todo, claro).

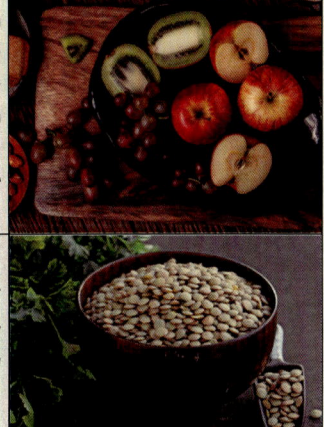

Fisetina: esta substância mantém a memória jovem, pois estimula a formação de novas conexões entre os neurônios, fortalecendo-as. Encontrada em frutas como morango, pêssego, uva, kiwi, maçã e tomate, além da cebola e do espinafre.

Vitamina E: tem ação antioxidante, mantendo a saúde e a lucidez do cérebro. Pode ser encontrada em sementes e grãos, como feijão, lentilha, grão-de-bico etc.

Vitamina C: além da ação antioxidante, estimula o imunológico, protegendo contra resfriados e gripes. Encontrada em sementes secas e cruas, assim como na maioria das frutas cítricas.

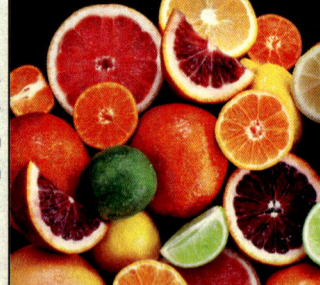

Zinco, selênio, ferro e fósforo: são sais minerais e contribuem para as trocas elétricas, mantendo o cérebro ativo. Podem ser encontrados em sementes e grãos, em raízes e em vegetais com coloração verde-escuro.

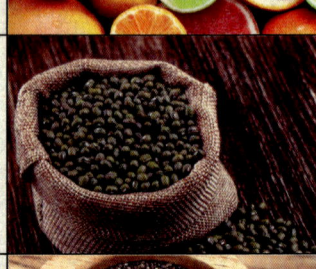

Vitaminas do Complexo B: responsáveis por equilibrar e regular a transmissão de informações entre os neurônios. Podem ser consumidas por meio de sementes e fibras de alimentos integrais, além das proteínas.

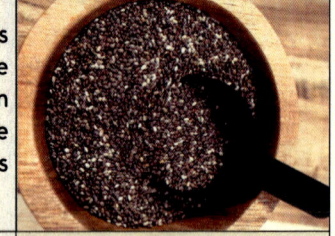

Colina e acetilcolina: atuam na construção da membrana de novas células cerebrais, além de auxiliarem na reconstrução de células danificadas. A acetilcolina também atua na atividade de memorização. Está presente na gema do ovo, em sementes e grãos.

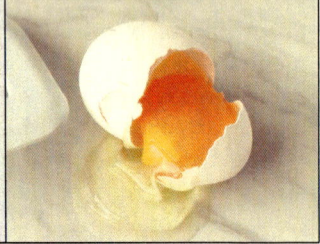

Para, então, cuidar da mente por meio da alimentação, a seguir listamos dicas de algumas substâncias que auxiliam na saúde da mente e em quais alimentos são encontradas.

O aspecto importante é o psicossocial: apenas 48% dos brasileiros sabem que o bebê precisa receber carinho dos pais e da família. E uma quantidade ainda menor sabe o quanto é relevante conversar com o bebê. Se existem tabus a serem quebrados sobre a importância de a mamãe receber apoio familiar é extremamente necessário para saúde mental da mesma e o bebê, mães com condições emocionais saudáveis geram filhos saudáveis.

O ambiente gestacional em que a mamãe e o bebê vivem e o momento do parto são de grande importância para o desenvolvimento sem sequelas.

DADOS QUE PRECISAM SER INFORMADOS:

- O desenvolvimento da criança começa desde o momento da concepção. Os cuidados durante a gestação são determinantes para o desenvolvimento, já que diversas estruturas estão em fase de formação e maturação. A ausência de atenção à fase gestacional pode dificultar o bom desenvolvimento na primeira infância.

- O acompanhamento médico é essencial tanto para a mãe quanto para o bebê, mas a comunicação desse período deve ir além dos parâmetros médicos e biológicos.

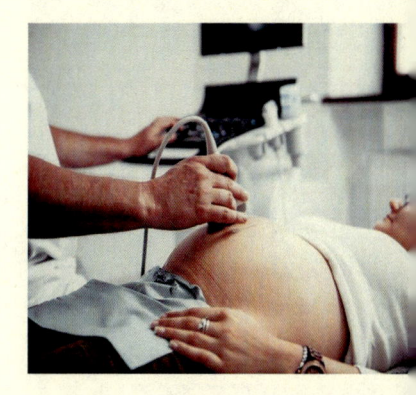

- Atividades estimulantes como ler ou cantar para o bebê durante a gravidez ajudam na construção do vínculo entre mãe e bebê, mesmo antes do nascimento. Estudos mostram que, a partir da

25ª semana de gestação, o bebê é capaz de ouvir os ruídos do organismo da mãe, bem como sua voz e outros sons do ambiente externo, e já tem potencial para estabelecer comunicação e reter memórias afetivas, por isso atenção!

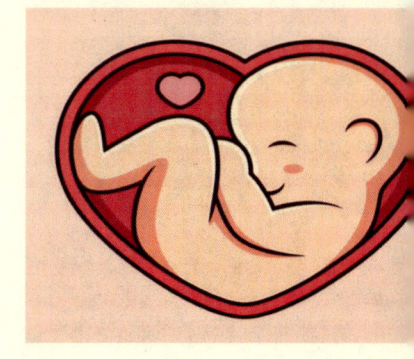

O APRENDIZADO COMEÇA NO ÚTERO

Você sabia que no quinto mês gestacional o feto já começa a realizar movimentos faciais como bocejar e franzir a testa? No segundo trimestre o bebê já tem sentidos desenvolvidos, sendo eles o tato e a audição.

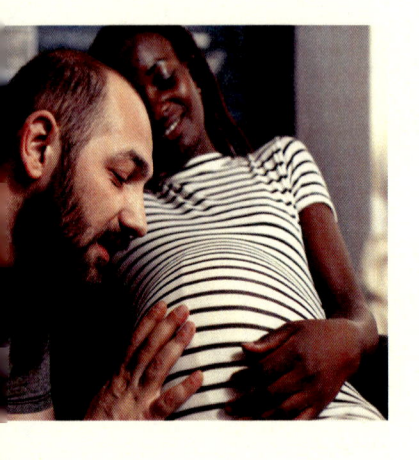

Na 20ª semana da gravidez, começa a distinguir a voz dos pais. E assim continua a se desenvolver. Uma curiosidade é que, a partir do terceiro mês, começa a chupar o dedo, movimento que fortalecerá a musculatura relacionada à sucção, como se fosse um pequeno treinamento para a amamentação. E, ao fim da gestação, seus movimentos e expressões já são iguais aos de um recém-nascido.

E O AFETO...

A maior parte das pessoas não relaciona as ligações afetivas ao desenvolvimento infantil. Apesar de reconhecer que o carinho dos adultos é importante e influencia o temperamento da criança, apenas 12% da população considera o afeto importante para o desenvolvimento. O adulto influencia não apenas o temperamento e a personalidade da criança, mas também seu crescimento cognitivo. Relações afetivas com outros aspectos do desenvolvimento infantil, como o físico, o cognitivo e o social, também são muito importantes.

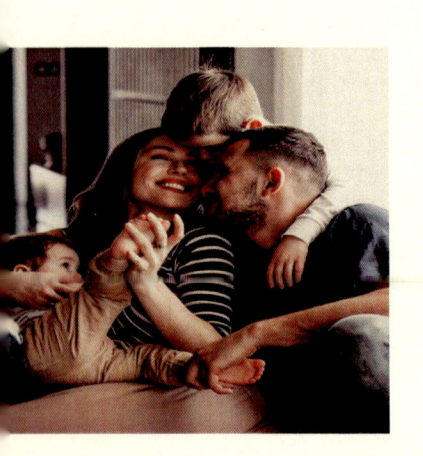

Até os 3 anos da criança, ela tem como única referência os pais; e a família com quem convive é fundamental para seu desenvolvimento. Atos como brincar, conversar, contar histórias, cantar e passear na primeira infância são importantes para o desenvolvimento e podem ser uma oportunidade de criar vínculo e demonstrar afeto.

A atenção, o cuidado, o carinho e a socialização formam as estruturas da criança, da inteligência a emocional.

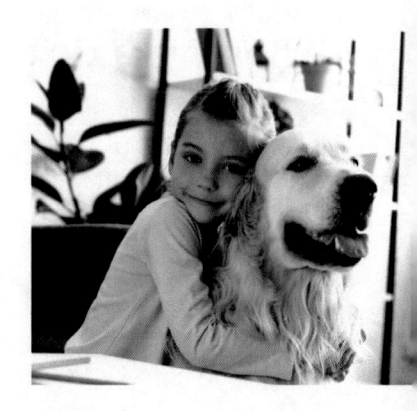

A importância disso é dar o valor a esses aspectos e oferecer à criança um cuidado responsivo, amoroso, estimulador; o cotidiano da criança, explicando como o afeto se relaciona com outros aspectos do desenvolvimento infantil. É importante focalizar os relacionamentos no interior; todos os adultos ao redor da criança precisam interagir com ela de forma sensível e atenciosa, apoiando-a na aquisição de autonomia e assegurando que estejam em sintonia.

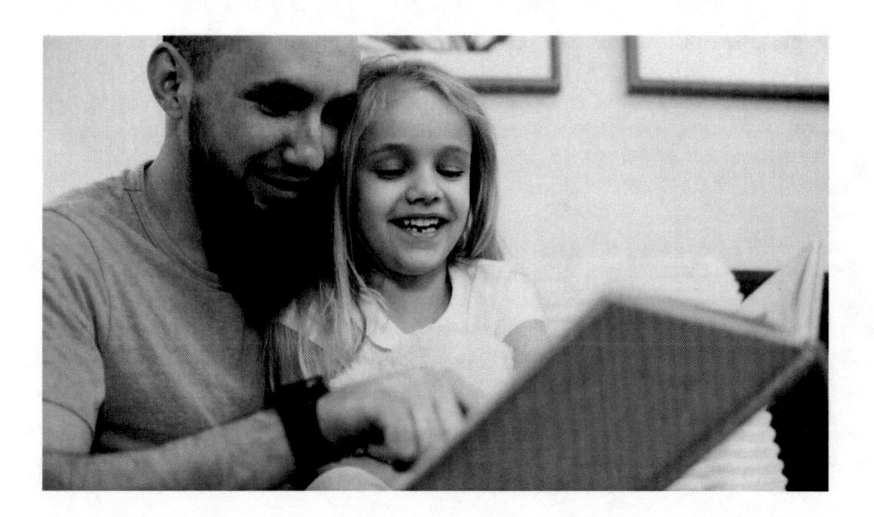

Vale ressaltar que a ideia não é superproteger as crianças, mas sim trabalhar o afeto, e dentro dele estabelecer limites, para pontuar uma capacidade de inteligência forte e positiva. Uma das formas de compreensão que as crianças na primeira infância identificam é o contar histórias, que possibilita identificação com personagens, criando um elo de confiança, sendo assim mais eficaz esse processo de confiança entre a família. Podemos até citar um exemplo: em um conto como "Chapeuzinho Vermelho", a moral sobre a história é não desobedecer aos pais.

O ATO DO APRENDER TODA HORA

Ainda precisamos lidar com o tabu de que a criança só aprende depois de ingressar na escola, ou de que apenas com seis meses de idade começa a ter aprendizado. Uma taxa muito baixa de brasileiros, 22%, acredita que o aprendizado seja ainda uterino. E, para muitos, o período mais importante é quando começamos a formar lembranças, em torno de 3 a 4 anos, mas esquecem-se ou não sabem da liberação de hormônios da gestação, como a adrenalina, a dopamina, entre outros, que causam sensação de prazer e tranquilidade ao bebê: isto também são lembranças.

E precisamos conscientizar sobre isto: as atividades de andar, correr, falar, entre outras, também são aprendizado e fazem parte do cognitivo.

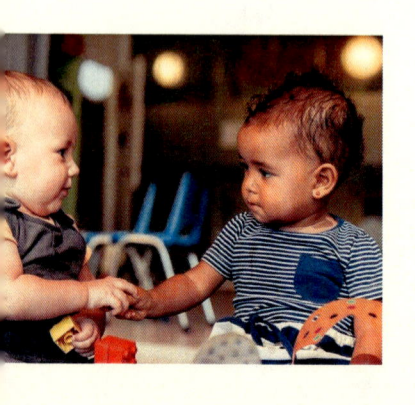

Na primeira infância o aprendizado acontece nos mais diversos contextos e espaços, como em casa, na escola, no parque, no clube, na comunidade, ou seja, em todo lugar, e por isso é importante a qualidade dos ambientes. Especialistas enfatizam a importância do acesso da criança a áreas de lazer seguras e a locais com saneamento tanto quanto a postos de saúde e a creches/pré-escolas/escolas.

Pais que leem ajudam a: estabelecer um vínculo afetivo, ampliar a capacidade da linguagem do bebê e formar, assim, uma criança mais segura, fortalecendo sua estrutura psíquica e emocional e criando uma criança mais autônoma e de relacionamento social. Afinal, ela precisa de diferentes espaços para brincar e fazer as próprias descobertas. E esses espaços devem ser seguros, saudáveis e protegidos, para evitar a exposição a violência, doenças e acidentes.

Lembrando que a leitura, além de desenvolver a fala, fortalece vínculos, ajuda na atenção e na concentração, no vocabulário, na memória e no raciocínio, estimulando a curiosidade, a imaginação e a criatividade.

E A ESTIMULAÇÃO?

A primeira infância é uma fase muito importante para o desenvolvimento, em diversos aspectos: físicos, sociais, emocionais, cognitivos etc. É nessa fase que o cérebro está mais receptivo aos novos estímulos e a adquirir habilidades.

Na primeira infância, o cérebro passa por grandes mudanças. Ele cresce, desenvolve-se e vivencia períodos sensíveis para algumas aprendizagens. Por isso, um ambiente com experiências significativas e recursos físicos adequados torna-se importante. Porém, mais do que isso, a criança necessita de um lugar intensificado pelo cuidado, pela responsabilidade e pelo afeto de um adulto comprometido.

O papel fundamental dos pais, cuidadores e educadores é o de cuidar, dar e promover um ambiente propício para que o processo natural de desenvolvimento ocorra positivamente, bem como assumir a sua função e responsabilidade na contribuição externa nesse mesmo processo.

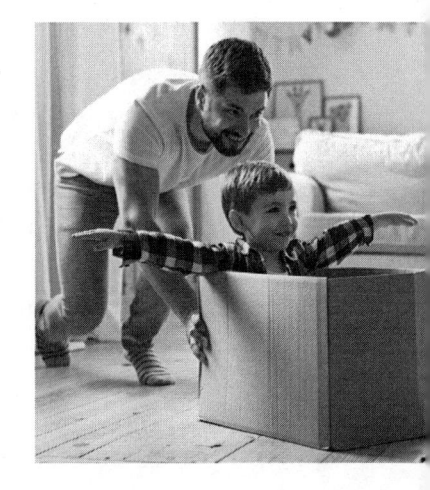

Então, como estimular as crianças? O estímulo na primeira infância tem como função desenvolver as potencialidades das crianças e é realizado por meio do brinquedo, das brincadeiras, dos jogos, dos exercícios e de várias outras maneiras que beneficiam o potencial cerebral da criança, desenvolvendo assim seu lado físico, emocional e intelectual. Uma criança adequadamente estimulada tem mais capacidade de aprendizagem e facilidade em adaptar-se ao seu meio, e de relacionar-se com as outras pessoas.

As crianças necessitam ter uma rotina bem planejada, estruturada e organizada para o seu melhor desenvolvimento, que proporcione conforto, segurança, maior facilidade de organização espaço temporal e diminua o sentimento de estresse que uma rotina desestruturada pode ocasionar.

As crianças precisam, também, de tempo para brincadeira, lazer e diversão. A brincadeira exercita a criatividade, estimula a imaginação e permite a expressão dos sentimentos. Ela é de fundamental importância para o desenvolvimento infantil, na medida em que a criança pode transformar e produzir novos significados.

É importante que os pais, cuidadores e educadores não pulem etapas do desenvolvimento e que proporcionem atividades com brincadeiras e brinquedos compatíveis para cada idade. As atividades extracurriculares, como aulas de balé, inglês, futebol, auxiliam no desenvolvimento da criança, mas em excesso podem prejudicar o desenvolvimento saudável das crianças, deixando-as cansadas e irritadas. Além disso, é imprescindível que as crianças realizem atividades extracurriculares que lhes interessem, para que as realizem pelo prazer, e não pela obrigação.

O modo pelo qual a criança desenvolve a sua pessoa, ou seja, como se organiza e como elabora as ações e trocas com o meio que a rodeia, está dependente de dois aspectos: potencialidades e processos predeterminados. As potencialidades, ou seja, o conjunto das capacidades que se revelam via interações e inter-relações do sujeito com o seu ambiente; e os processos predeterminados, que estão imediatamente operacionais, tal como a sucção do bebê e também outros, estão programados no seu desenvolvimento temporal. Esses dois aspectos encontram-se interligados, visto que a expressão das potencialidades depende do modo pelo qual vão se desenvolver os processos que permitem que a criança aja sobre o meio.

Todo o desenvolvimento a que a criança vai se submeter será expresso num ambiente particular, o da família. Nesse sentido, tudo aquilo que vai suceder está de certa forma dependente do contexto familiar. Portanto, a qualidade das relações que a criança experimenta nesse ambiente adquire uma importância notável. São essas relações que servirão como modelo das posteriores aprendizagens da criança.

A primeira infância é uma das fases mais críticas e vulneráveis no desenvolvimento de qualquer criança. É nessa altura que se estabelecem as bases para o desenvolvimento intelectual, emocional e moral.

Por volta dos 4 anos, a criança encontra-se no pré-escolar. É aqui que a criança desenvolve desde o vocabulário à coordenação, ao pensamento intelectual e às capacidades de relacionamento. O treino da motricidade fina é fundamental, pois é a aquisição de habilidades motoras que promove a exploração tanto do espaço como dos objetos, proporcionando à criança aprender as características dos objetos e as suas relações com o ambiente. Essa motricidade é fundamental para o desenvolvimento de aprendizagens como escrita, destreza manual, entre outras. É esperado que a criança com essa idade já consiga desenhar uma cruz, virar as páginas de um livro e segurar corretamente um lápis.

Em nível cognitivo, nessa idade a criança, por meio do uso simbólico da linguagem e da resolução intuitiva de problemas, começa a compreender a classificação dos objetos. Apesar disso, o pensamento da criança é caracterizado pelo egocentrismo, a criança centra-se num único aspecto de uma tarefa, não conseguindo operacionalizar por meio da compensação ou da reversibilidade.

Quanto à linguagem, esta é agora capaz de acompanhar as ideias mais complexas, conduzindo a novas ideias. Nessa idade a criança ainda está a aperfeiçoar os vários sistemas linguísticos, tais como os pronomes, os verbos auxiliares e irregulares e a voz passiva, ainda comete alguns erros lógicos como "Aquele é o mais melhor"; de qualquer modo, na criança, ao iniciar a sua vida escolar, a utilização da linguagem é de forma geral correta e os tipos básicos de frases que usa são, de um modo global, semelhantes aos dos adultos.

Outra área de grande relevância em todo esse processo de desenvolvimento é a socialização e a autonomia. É nessa idade que a criança começa a desenvolver a competência social e as suas relações mais fortes de interação com os pares; deixa de ocorrer a chamada brincadeira paralela, em que se encontra lado a lado com outra criança a brincar com os mesmos materiais, mas não interagem. Desse modo, começam a criar relações de amizade, ou seja, começam a interagir e a criar uma associação íntima com o outro. O desenvolvimento da competência social nessas idades de 3 a 6 anos; é bastante relevante, fornece suporte e autoconfiança à criança.

No que diz respeito ao processo de autonomia, ele se desenvolve em estreita união não só com o contexto familiar, sendo este o primordial, como também com o contexto social constituído por diversos indivíduos e pela estrutura social alargada em que a criança cresce.

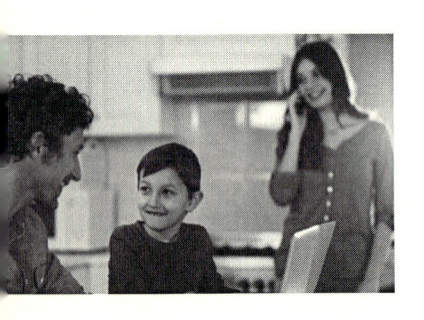

À medida que as crianças vão crescendo, estas passam por diversos estádios de desenvolvimento. Cada um deles dá à criança os fundamentos da inteligência, da moral, da saúde emocional e das competências escolares. Para cada estádio, são necessários determinados requisitos e experiências, isto para que a criança consiga aprender e se desenvolver; desse modo, são imprescindíveis as interações que a criança estabelece ao longo desses estádios.

A criança na idade pré-escolar necessita de uma variedade de experiências que se mostram essenciais para sustentar o seu desenvolvimento. Cada criança adquire as suas experiências de acordo com o seu ritmo de aprendizagem e desenvolvimento. Nesse sentido, não é aconselhável nem desejável apressar a criança para determinadas aquisições. Além disso, devemos ter em consideração que, dentro do próprio desenvolvimento de cada criança, as suas competências motoras, cognitivas, emocionais, sociais e de linguagem podem se desenvolver em ritmos diferentes. Deste modo, devemos não apressar, mas sim ajudar a criança a ultrapassar as dificuldades e promover um crescimento e um desenvolvimento saudáveis.

Disciplinar as crianças é essencial, isso para que elas se sintam confiantes na sua motivação própria. À medida que a criança cresce, ela reconhece o que faz de mal, as consequências desses atos praticados e o modo de os reparar. Nesse sentido, torna-se relevante o papel da autoestima: uma criança disciplinada tem uma maior noção do seu papel. A criança que acredita em si própria enfrenta melhor os seus erros e as suas fraquezas.

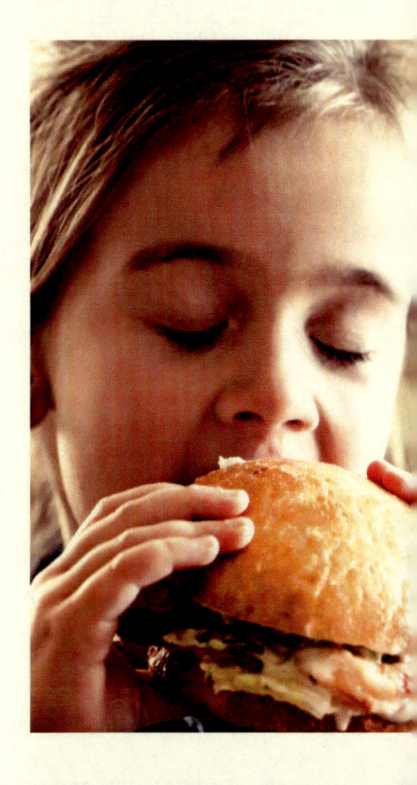

O QUE ALIMENTAÇÃO TEM A VER COM APRENDIZADO?

Quando a criança está no período escolar, fala-se de momento de latência do crescimento, porque a taxa de crescimento desacelera, e as mudanças físicas ocorrem gradativamente, de modo que são armazenados recursos para o crescimento rápido logo adiante, na adolescência.

As consequências de uma alimentação inadequada nesse período podem ser decorrentes do excesso de alimentos (sobrepeso e obesidade).

O período escolar propicia a crianças um desenvolvimento de atividades físicas (por meio das brincadeiras, pular, correr) e intelectuais (capacidade de

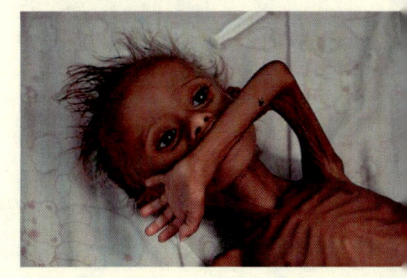

concentração, familiarização com letras e números). No mesmo período, a Alimentação é caracterizada como alterações do aprendizado e da atenção, carências nutricionais específicas – são processos que têm íntima relação com fatores físicos, psíquicos, intelectuais, emocionais e sociais.

Se as crianças nesse período tiverem uma alimentação insuficiente ou inadequada, haverá dificuldade de concentração, problemas com a coordenação motora, comprometendo assim a aquisição e a construção do conhecimento, interferindo no desenvolvimento da aprendizagem e tornando-se um agravante no desenvolvimento social, afetivo e cognitivo da criança.

Outra sequela evidenciada é o atraso da linguagem, devido à falta de estímulos, é a própria carência nutricional: a criança desnutrida comunica-se de maneira ineficiente e inadequada. O tempo de internação também é um fator que contribui para esse atraso.

Para que haja aprendizagem, é necessário que a criança desenvolva alguns pré-requisitos que lhe são naturais, como o desenvolvimento e a percepção do esquema corporal, a coordenação motora global, a coordenação motora fina, a lateralidade, a orientação espacial e a orientação temporal. São percepções que a criança apreende antes do período escolar.

TERCEIRIZAÇÃO NA CRIAÇÃO

E quando os pais têm vida agitada? Quais as consequências da falta de atenção?

Perdidos nas agitações e nas tarefas da vida, nós, pais, muitas vezes nos esquecemos da importância do nosso propósito: sermos bons pais. Como pai ou mãe, é importante perguntar a si mesmo: você tem prestado atenção suficiente em seu(s) filho(s)?

De acordo com sociólogos russos, mais de 18% dos pais russos disseram que acreditam que seus interesses e atividades são mais importantes em comparação com os de seus filhos. Cerca de 1/3 dos pais considera as atividades de seus filhos desinteressantes; 15% sentiram a necessidade de se forçarem a mostrar interesse por um senso de obrigação. Apenas 4% reconheceram que sua principal responsabilidade inclui a alimentação e o vestir adequadamente a criança.

Essa indiferença parental pode ser seriamente traumatizante para as crianças. A falta de atenção e a falta de apoio crônico dos pais podem primeiramente desenvolver agressividade na criança, a fim de atrair a atenção dos pais. Mais tarde, a indiferença pode levar a criança a um estado de isolamento e alienação.

Se ouvirmos reclamações e pedidos de ajuda com relutância, podemos acabar convencendo a criança de que não há lugar para obter apoio. Posteriormente, essas crianças poderão estar num estado de profunda depressão em longo prazo, o que pode afetar a capacidade de construir relações sociais no futuro.

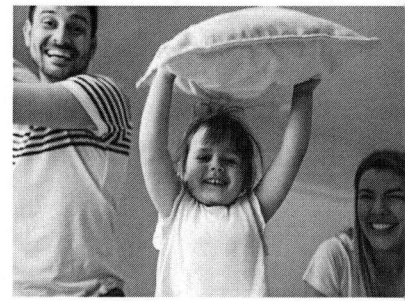

Psicólogos acreditam que as crianças que estão em estado de depressão têm um risco aumentado de abuso excessivo de álcool e drogas, doenças físicas e até mesmo tentativas de suicídio na vida adulta. Estes sintomas podem persistir por toda a vida adulta.

Os psicólogos aconselham os pais: a jantarem com os filhos, sem distrações (como a televisão); e a criação de um ambiente familiar de ternura.

Pelo menos uma vez por mês, providencie passar um dia inteiro dedicado à criança. Nesse dia, tente servir refeições escolhidas pela criança. Se possível, faça uma caminhada para onde o "chefe do dia" quiser ir e junte-se à criança em jogar seus jogos favoritos ou em praticar suas atividades favoritas.

Enquanto suas crianças ainda estiverem com você, não perca a chance de investir amor, atenção e lições de vida verdadeiras em seus filhos.

Para alguns, é bastante claro que mães e pais devam dar atenção e carinho aos filhos desde os primeiros dias de vida. Mas acredite: nem todos sabem disso. Contar ao mundo a importância do afeto e do vínculo durante os primeiros anos da criança é o objetivo do filme "O começo da vida", que estreou em maio de 2021 nos cinemas de todo o país.

O longa é uma produção brasileira e conta com entrevistas de renomados pesquisadores de todo o mundo sobre o assunto. Um deles é Charles Nelson, neurocientista de Harvard que estuda o desenvolvimento infantil.

"Pais que têm bom nível de instrução costumam conhecer a importância dos primeiros anos de vida e sabem que devem estimular as crianças. Mas ainda há milhares de famílias que não têm essa informação. Elas podem se beneficiar muito com o filme", afirmou Nelson em entrevistas (VIEIRA, 2016, s/p).

Um estudo de Harvard do qual Charles Nelson participou apontou que condições socioeconômicas desfavoráveis estão associadas a um desenvolvimento neurológico aquém do esperado durante os primeiros sete anos de vida. "Quando a criança cresce na pobreza, geralmente está exposta a vários fatores de risco, como falta de alimentação adequada, pais estressados e sobrecarregados. Tudo isso pode levar a alterações no desenvolvimento do cérebro", diz (VIEIRA, 2016, s/p).

Aumento do uso de medicamentos em crianças entre 6 a 16 anos: **73,5%**

Mas não é preciso, por outro lado, grandes investimentos em dinheiro para que a criança cresça saudável e atinja todo o seu potencial. Os elementos-chave são amor, atenção e carinho – algo que toda família é capaz de oferecer. "É importante que os pais invistam no desenvolvimento psicológico da criança cuidando dela de maneira sensível. Essa mesma mensagem deve ser passada aos cuidadores de crianças em abrigos, para que elas também tenham a chance de terem vidas saudáveis e felizes", comenta o pesquisador (VIEIRA, 2016, s/p).

MEDICAMENTOS

Não se automedique nem faça utilização de medicamentos em seus filhos sem orientação médica. Últimos estudos divulgados pela Agência Nacional de Vigilância Sanitária (Anvisa), com base em dados do Sistema Nacional de Gerenciamento de Produtos Controlados (SNGPC), trazem um alerta para um problema que deveria preocupar o país: o uso excessivo de medicamentos na primeira infância, um dos quais podemos citar nos recorrentes três anos. O con-

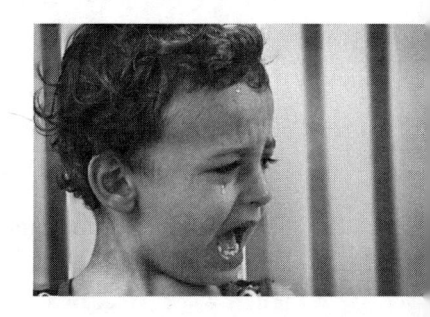

sumo do metilfenidato, um princípio ativo de remédios como Ritalina, Concerta e afins, teve um aumento de 73,5% entre crianças e jovens de 6 a 16 anos. A substância é muito empregada no tratamento do Transtorno de Déficit de Atenção com ou sem Hiperatividade (TDAH), além de outros distúrbios comportamentais atribuídos a questões cognitivas.

Pode haver duas alternativas possíveis para um aumento tão expressivo: uma delas é o Brasil estar diante de uma epidemia repentina de transtornos de comportamento, que passaram a atingir crianças e jovens do ano de 2009 até então, o que, nas pesquisas, se mostra como inverídico; a outra, provável, é que se tornou rotina tratar com remédio problemas que não são necessariamente de saúde. Citamos o caso do TDAH, uma doença que atinge 12% de crianças no mundo e que, nos últimos anos, virou justificativa para o fracasso escolar. Infelizmente, muitos docentes e pais se satisfazem com o diagnóstico e veem no remédio o único meio para controlar o aluno que está em "estado de agitação". Já existe comprovação dos dados em porcentagem do aumento de TDHA e aparece nos dados da Anvisa.

O início parece inofensivo, mas a medicalização é uma opção custosa e arriscada, as reações adversas de uso de medicamentos podem incluir desordens psiquiátricas, redução do apetite, depressão, crise de mania, tendência à agressividade, morte súbita, eventos cardiovasculares graves e excessiva sonolência, entre outras. No entanto, o remédio deve ser a última alternativa; e a indicação tem de ser feita de maneira cuidadosa, por um profissional competente, após comprovação de diagnóstico da criança. Em alguns casos, não existe um exame clínico; a avaliação é feita por meio de questionários, como no caso do TDAH: os questionários não fornecem um diagnóstico, apenas uma hipótese, que aponta a presença ou não de alguns sintomas. E ainda, muitas vezes, só aparecem as características no período da escola. É hora de os educadores fazerem uma autoavaliação e analisarem quanto suas práticas influenciam o comportamento de cada estudante.

O ato medicamentoso no ensino traz várias consequências. É preciso solucionar seus problemas por meio de uma mudança de cultura medicamentosa por uma terapêutica e por mais contato criança-família.

Todo ano, o consumo de medicamentos relacionados ao tratamento de problemas psíquicos vem aumentando em grandes níveis. A indústria farmacêutica e a medicina estão aliadas na contribuição com esse crescimento, pois, ao mesmo tempo que se começa a falar em sofrimento psíquico na área médica, a indústria começa a produzir medicamentos que garantem o alívio para esse sofrimento. Então, a produção de saber sobre o sofrimento psíquico encontra-se associada à produção da indústria farmacêutica de remédios que prometem aliviar os sofrimentos existenciais. O consumo em larga escala dos medicamentos e o crescimento exponencial da indústria farmacêutica tornam-se elementos indissociáveis do exercício do poder médico apoiado em um saber consolidado ao longo do século XX (GUARIDO, 2007, p. 159).

Os medicamentos que são consumidos hoje passaram para um novo patamar, ou seja, eles não são mais somente um meio para se curar alguma doença, mas um bem de consumo desejado pelas pessoas. "Os remédios, atualmente produzidos, apresentam-se como novos bens a consumir, atrelados à condição de produção de bem-estar, felicidade, autorrealização" (GUARIDO, 2010, p. 33).

O contexto da medicação surge na vida das crianças como se fosse praticamente sumir com todos os problemas de aprendizagem.

Esses problemas, vistos como doenças individuais, começam a ser tratados por meio de parte medicamentosa que promete auxiliar a criança no desenvolvimento da sua aprendizagem e do seu comportamento.

A partir de então, temos a medicina, que, ao afirmar que poderia tratar dos problemas educacionais das crianças, criou uma grande clientela para si mesma. A escola, não encontrando solução para os problemas com que se deparava, viu na medicina uma parceria. Em análise, Collares e Moysés (1996) afirma que os estudos na área dos distúrbios de aprendizagem começaram com a seguinte hipótese: se uma lesão neurológica compromete o domínio da linguagem escrita, quem não aprende a ler teria uma lesão neurológica. A partir daí, começa a se relacionar todo e qualquer problema de aprendizagem com questões neurológicas. Este ponto é muito criticado pelas autoras, pois não são considerados outros aspectos que poderiam interferir na aprendizagem das crianças; simplesmente se afirma que o problema é orgânico e que está na própria criança.

Eis que, quando se fala em alto consumo de medicamentos pelas crianças para auxiliarem na sua aprendizagem e no seu comportamento, estão procurando algum fato que possa justificar esse aumento. A preocupação que surge nesse sentido é de que o uso de medicamentos se torne abusivo e indiscriminado, sendo usados em casos em que não haveria tanta necessidade.

Os medicamentos são usados para resolver certos problemas que, muitas vezes, poderiam ser percebidos como normais e que poderiam ser resolvidos usando estratégias diferenciadas, mas acabam sendo tratados como se fossem doenças. Muitos estudos já trazem que boa estimulação na primeira infância, contento atenção dos pais, boa alimentação, bons ambientes frequentados pela criança, ou seja, ambiente que propicie boas condições emocionais, evitaria essa consumação em massa de medicamento para sanar problemas para os quais outras soluções seriam a melhor estratégia.

Os professores precisam analisar que algumas ideias que têm sobre o desenvolvimento da aprendizagem da criança precisam de uma breve reflexão sobre o que esperar delas. De acordo com as pesquisas de Moysés e Collares (2013, p. 17), "o único efeito comprovado dos psicoestimulantes foi a melhora isolada do comportamento, em meninos em idade escolar".

O questionamento que surge nesse contexto é: o que é essa melhora no comportamento? O que é considerado um bom comportamento e um mau comportamento? Essas questões são muito relativas, pois o bom comportamento pode ser ficar em silêncio na sala de aula, sentado no seu lugar, o que não quer dizer que o aluno está aprendendo. Enquanto que o mau comportamento pode ser conversar muito com os colegas, caminhar pela sala, mas esse aluno pode estar aprendendo por meio dessas atitudes.

PREPARAÇÃO PROFISSIONAL X INFÂNCIA

Boa escola não basta, é preciso ensinar também valores!

Por mais que esse assunto muitas vezes nos deixa perplexos, sim, a primeira infância é a melhor hora para falar sobre isso.

Decisões que os pais e a família em conjunto devem tomar. Aqui não falamos em currículo, mas sim em preparar e fortalecer essa criança para um futuro. O que pode ajudar é buscar em que a criança tem mais dificuldade, como interagir em grupo, para então estimular essa ação, dentro de muitas outras atividades para as quais, desde cedo, podemos preparar nossos filhos: disciplina, responsabilidade, comunicação, organização e até mesmo afeto.

Lembrando que, sim, a criança precisa ser criança: isso não é adultizar. Mas as próprias brincadeiras, as formas de trabalhar o lúdico, fazem com que a criança já crie essa percepção de ser criança. Falei sobre organização, mas você sabe por que alguns adultos têm dificuldade em se organizar? Porque, na sua primeira infância, foram forçados a organizar, guardar brinquedos, entre outras coisas. Então uma das melhores formas de se fazer aprender é sentar com a criança e dizer "VAMOS organizar": ela tende a repetir o ato, e isso se torna normal – brincou, guardou!

Na disciplina, é importante a rotininha desde muito pequeno, de horários para banho, de horários para alimentação e soninho: isso regula todo o sistema dos pequenos. Criança a que foi ensinado que a rotina é legal, como uma forma de ter tempo para tudo, não sofre como adulto. E nós, adultos, sabemos que, quanto mais velhos ficamos, se não viemos dessa realidade, pior fica ao nos adaptarmos, porque a rotina causa sofrimento e o cérebro, que não está acostumado, joga informações de que aquilo é ruim, o que é uma inverdade.

Toda criança bem estimulada pelos pais, com uma boa base escolar e orientada e acompanhada por bons profissionais tende a ter mais facilidade ao aprender, e até mesmo sentir prazer ao ser instigada e desafiada a buscar o novo, as soluções.

Muitos me perguntam sobre quais profissionais devem buscar, mas isso vai de uma análise de como foi sua gestação, como está sendo essa primeira infância. Se teve uma gestação tumultuada, com os primeiros anos passando por mudanças, aconselha-se fazer acompanhamento desde cedo com psicóloga; por traumas que, ao longo do tempo, tendem a prejudicar a aprendizagem, primeiramente consultar um neurologista infantil; uma psicopedagoga para auxiliar na aprendizagem; uma fonoaudióloga para fala; uma terapeuta ocupacional para estímulos motores... E assim também existem inúmeras terapias que não se utilizam de medicamentos e que podem se complementar a cada caso. Todos esses pontos que citei usam técnicas com o lúdico, para evitar, assim, que seja necessária a área medicamentosa, pois sabemos que todo medicamento tem seus ônus.

Já alguns pais falam que tudo correu bem, que não veem necessidade primária no acompanhamento para melhor desenvolvimento, mas ao longo querem melhorar a interação de seus filhos, a comunicação, e assim buscam profissionais que possam ajudar.

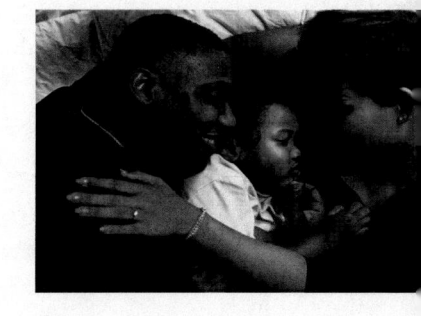

Deixo sempre ressaltada a importância de acompanhar a evolução de seu filho, estar presente sempre que possível. Sabemos que a realidade do mundo atual, as famílias e seus conceitos mudaram, mas isso não impede de ter um relacionamento saudável com a criança no âmbito familiar. Lembrando que os anos passam, que aqueles maravilhosos momentos, principalmente na primeira infância, não voltam. E que aquele pequenino será fruto de nossas escolhas, consequência de atos que nós, pais, os deixamos vivenciar, fossem positivos, fossem negativos.

Lembre-se: você é fruto do que aconteceu na gestação de sua mãe, de suas vivências de primeira e segunda infância; se está onde está, é porque, como num papel em branco, você foi moldado, desenhado para ser o de hoje.

Ninguém nasce sabendo ser pai ou mãe, não existe uma fórmula mágica para que nossos filhos cresçam saudáveis e em um futuro bem sucedido, mas precisamos fazer o que sabemos e buscar o que não sabemos para garantir o mínimo de dignidade aos nossos filhos.

SAÚDE MENTAL

1. Demonstrar nosso carinho

Todos os dias devemos dizer a nossos filhos quanto os amamos, como sentimos sua falta no trabalho e como estamos orgulhosos de como são. Isso é fundamental para uma boa autoestima. Não basta pensá-lo, devemos dizê-lo e agir em consequência disso. Se hoje você não disse a seu filho que o ama, tente fazer com que seja a primeira coisa a dizer-lhe quando o vir.

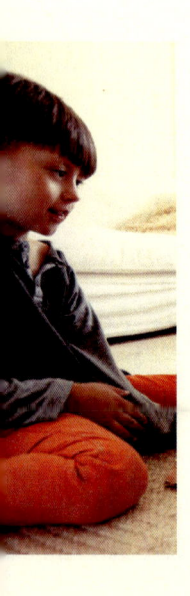

2. Ensiná-los a regular as próprias emoções

Como uma pessoa se transformou em um grande cirurgião e desempenha tão bem sua profissão? A chave está em ter um grande professor e em muitas horas de dedicação. O mesmo acontece com a regulação emocional. As crianças precisam que seus pais lhes ensinem a identificar e gerir as próprias emoções. Com base nisso, tudo vai melhorando em função da experiência. O problema ocorre quando os pais não sabem regular as próprias emoções. Se eles não sabem, como vão ensinar seus filhos? Dificilmente o farão. Por isso, se você tem alguma dificuldade em gerir suas próprias emoções, procure ajuda antes de ensinar a seu filho.

3. Tempo de qualidade e de quantidade

A ideia de que as crianças precisam de tempo de qualidade com seus pais sem que a quantidade importe é completamente falsa. Em minha opinião, é uma ideia criada para aqueles pais que trabalham muitas horas e dedicam, consequentemente, pouco tempo aos seus filhos e não se sintam muito mal com a situação. Por isso é completamente falsa. As crianças precisam de muito tempo de convivência com seus pais (quantidade) e com dedicação máxima (qualidade). Isso não significa apenas estar no mesmo quarto e no lugar que eles, mas dedicação exclusiva (brincadeiras, tarefas divididas, lição de casa, passatempos etc.).

4. Oferecer a eles contextos de segurança e proteção

Esse é o primeiro pilar, se quisermos fomentar um apego seguro em nossos filhos. Uma criança não pode se sentir segura, se nunca foi protegida. A segurança é o contexto do qual virão as próximas características do apego seguro. Proteger nossos filhos quando sentem medo, temor, raiva e tristeza é nossa função. Se alguma vez você não o fez, recomendo que, a partir de agora, ajude e acalme seu filho sempre que ele experimentar alguma emoção desagradável e que não saiba lidar com isso por si só.

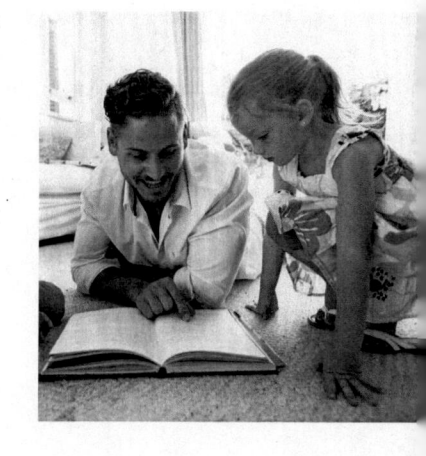

5. Sintonia emocional

É imprescindível que estejamos em sintonia emocional com nossos filhos, ou seja, que atendamos, legitimamos e nos conectamos com as emoções que estamos experimentando. Assim, por exemplo, um pai estará em sintonia emocional com seu filho quando, diante de uma situação concreta, ele lhe mostrar seu medo e raiva, e o pai compreender e atender ao que se passa com seu filho. Consiste em estar receptivo diante das necessidades da criança.

6. Responsividade

A responsividade é a parte que vem na sequência da conexão emocional. Para poder ser responsivo, para não dizer responsável, precisei me conectar emocionalmente com meu filho, senão seria impossível. A responsividade consiste em dar à criança o que ela necessita. Não consiste em realizar seus caprichos, mas em realizar e cobrir suas necessidades. Como dizíamos no começo, as necessidades não são negociadas, uma vez que são imprescindíveis à sobrevivência. A mãe ou o pai responsivo é aquele que dá à criança aquilo de que ela realmente precisa. Se, diante de uma briga de nosso filho com um amigo, o filho mostra-se preocupado e nós lhe dizemos que não enrole mais e vá fazer a lição de casa, que é o que importa, não estamos sendo responsivos, porque não estamos atendendo a sua necessidade. Costumamos ser responsivos habitualmente com nossos filhos? Dedique alguns segundos a pensar sobre isso.

7. Assumir o papel que nos corresponde como pais

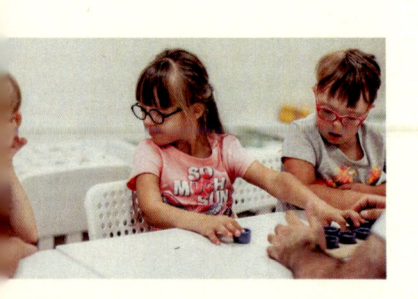

Os pais não são amigos de seus filhos. Também não somos seus criados, mas às vezes pode parecer. Somos seus pais, e devemos assumir esse papel. Estamos realmente exercendo o papel de pais ou às vezes nos comportamos como colegas de nossos filhos?

8. Estabelecer limites claros

Uma das obrigações dos pais é implantar uma série de normas e limites no contexto familiar. Nossos filhos precisam de regras. É algo tão necessário como saudável. Imaginam uma cidade sem semáforos e sem placas de trânsito? Não seria um verdadeiro caos? Acontece a mesma coisa com as crianças. Precisam saber até onde podem chegar e qual é seu perímetro de segurança. Quando estabelecemos limites e explicitamos aos nossos filhos, estamos lhes dizendo "te amo". Coloco limites porque te amo e me importo com você. Refletiram sobre a quantidade de limites que existe em sua família? São muitos, poucos ou inexistentes? É recomendável pensar sobre isso.

9. Respeitar, aceitar e valorizar

Quando respeitamos, aceitamos nossos filhos como são e os avaliamos positivamente; estamos olhando incondicionalmente para eles. Demonstramos que nosso amor para com eles é incondicional, ou seja, não depende de nada. Amamos os filhos por quem eles são, e não pelo que fazem ou deixam de fazer. Estamos olhando nossos filhos incondicionalmente, ou nosso amor para com eles depende de algo (resultados acadêmicos, comportamento, atitude etc.)?

10. Estimulação suficiente e adequada

Há alguns anos, ficou em moda a hiperestimulação das crianças. Levávamos os jovens de um lugar a outro para "espremê-los" ao máximo, cognitivamente falando. Precisávamos aproveitar o tempo e a plasticidade cerebral antes que essas janelas se fechassem. Hoje em dia sabemos que as crianças precisam de uma estimulação suficiente e adequada. Passado esse mínimo de estimulação, não se conseguem maiores aprendizagens, mas exatamente o contrário: exigências, estresse e hiperestimulação.

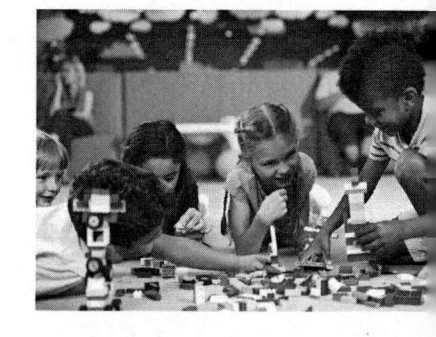

11. Favorecer sua autonomia

Dizíamos que a primeira característica do apego seguro era a proteção. Pois bem: a outra face da moeda da proteção e segurança consiste em favorecer a autonomia, o que é a mesma coisa, favorecer sua curiosidade e seu espírito aventureiro e explorador. Viemos a este mundo com a emoção da curiosidade no kit de sobrevivência, o que nos faz ter muita vontade de aprender coisas novas. É de vital importância não só que achemos bom que nossos filhos sejam curiosos, mas que os convidamos a fazê-lo.

12. Sentido de pertencimento

Para o ser humano e para muitos outros mamíferos, é de vital importância sentir-se parte de um grupo. Já viram nos documentários quais são os lugares que os filhotes mais jovens ocupam? Geralmente costumam ir ao centro, ou seja, ao lugar de maior segurança e proteção. Daí a importância do grupo e da manada. O fato de nos sentirmos parte de um grupo ou de vários aumenta as probabilidades de sobrevivência. Uma das características que as crianças que sofrem assédio escolar costumam ter é não pertencer a nenhum grupo. É muito importante que nossos filhos pertençam, no mínimo, a um grupo, se não a mais de um.

13. Favorecer a capacidade reflexiva da criança

A capacidade reflexiva refere-se a pensar sobre o que nos acontece, sobre como estamos fazendo, como nos sentimos, nossa evolução e nossos progressos etc. É importante que ajudemos nossos filhos a aprender a pensar sobre as emoções que sentem, o que pensam, como se comportam etc. Também é um trabalho muito interessante para nós, como adultos.

14. Identidade

Ao longo dos primeiros meses e anos de vida, ocorre um processo de diferenciação entre o bebê/criança e a mãe, já que no começo o pequeno não o faz. Com o passar do tempo, devemos favorecer nas crianças essa identidade que nos diferencia do restante das pessoas.

15. Magia

A magia é um dos mecanismos de defesa mais fortes que as crianças têm. Os adultos costumam chamar de autoengano. Tudo o que tem a ver com a magia, o oculto, o divino e o fantasioso cativa todas as crianças. O que um mistério significa é algo que "encanta" as crianças. Aprendemos a utilizar e a colocar do nosso lado a magia e a fantasia.

A IMPORTÂNCIA DA PRIMEIRA INFÂNCIA

Deixo aqui minha experiência de muitos anos de professora e uma caminhada como psicopedagoga clínica e educacional. Ao longo de minha formação, pude descobrir e relatar tudo que trago neste guia.

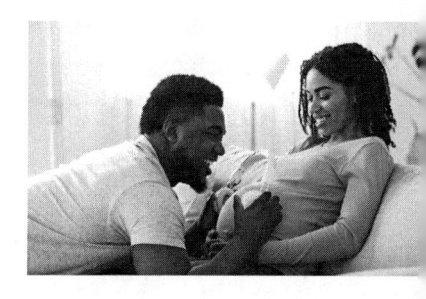

Aos meus 16 anos, morei em um convento que tinha escola com séries iniciais, então comecei trabalhando com os jardins. Ali já conseguia ver claramente, os pequenos que eram bem estimulados e ganhavam carinho e atenção eram crianças bem diferentes, aprendiam mais facilmente, cuidavam dos demais, eram carinhosos, repartiam seu lanchinho.

Mas aquelas crianças que já eram terceirizadas suas educações por alguém; choravam muito, eram egoístas, agrediram e gritavam com os demais. Havia casos em que nem sabíamos quem eram os pais delas, pois eles as entregavam cedo aos avós, que também logo cedo nos entregavam essas crianças, que passavam o período integral na escolinha, e no fim da tarde alguém da família vinha buscá-las.

Algumas crianças nem sabiam o nome dos pais; era apenas "mamãe" e "papai". Triste ver essa realidade, mas era mais comum do que se imaginava. No outro ano, alguns professores amigos meus me chamaram para substituí-los em algumas aulas, e a realidade era outra, pois me deparava com o ensino médio.

Nesse nível escolar – o que era mais interessante –, comecei a notar uma semelhança com o que havia visto no jardim de infância. Como a escola não era grande e era do bairro (conhecia as famílias), a história se repetia: para aqueles cuja família era presente, as notas eram outras; a educação em sala, o respeito com seus colegas... e isso me intrigava. Pois... no outro ano, resolvi fazer minha primeira licenciatura e, sendo História, comecei a estudar a história das mentalidades e dos comportamentos.

Cada ano que passava, fazia cursos diferentes dentro da minha licenciatura, perambulava em cursos aos sábados, desde Nutrição, em que fiz meu primeiro curso sobre a importância da amamentação, até Direito – área forense sobre suicídio –: e minha curiosidade sempre foi aumentando sobre os enigmas do ser humano.

Ao concluir minha faculdade, resolvi cursar Teologia, porque alguns contextos me interessavam como: aquela criança que tinha fé reagia de forma diferente daquela que não conhecia nada sobre o místico.

Aproveitei para, nos fins de semana, cursar uma primeira especialização em Educação do Campo, em que tive contato com uma matéria de diversidades e como cada aluno de determinado local era influenciado pelo ambiente.

A cada livro que lia, esse contexto do ambiente e de suas influências ficava mais claro. No outro ano, continuei Teologia e fui me especializar em Deficiência Múltipla e Intelectual, em que o universo da Neurologia, da Psicologia, da Medicina e da Farmacologia me cercava. Foi quando estudei sobre a gestação e tudo que pode ocorrer em extremos: uma gestação regrada e cuidada e uma gestação aos extremos negativos. Então, concretizei o que trago aqui escrito nas primeiras páginas.

Já nesses meus estudos, podia fazer de laboratório as salas de aulas, nas quais havia diversos alunos com suas realidades. Confesso que foram meses de estudo, e com todo cuidado e sigilo fui diagnosticando algo que muitos acham que era má educação, mas a realidade era outra.

Psicologia da Educação: busquei assim aprofundar meus estudos em Psicologia e Neurologia. Então, aqui tive provas vivas de que a gestação e a primeira infância com o emocional saudável trazem benefícios para uma vida toda, e fica lá no cérebro, com toda aquela história das sinapses e das formações.

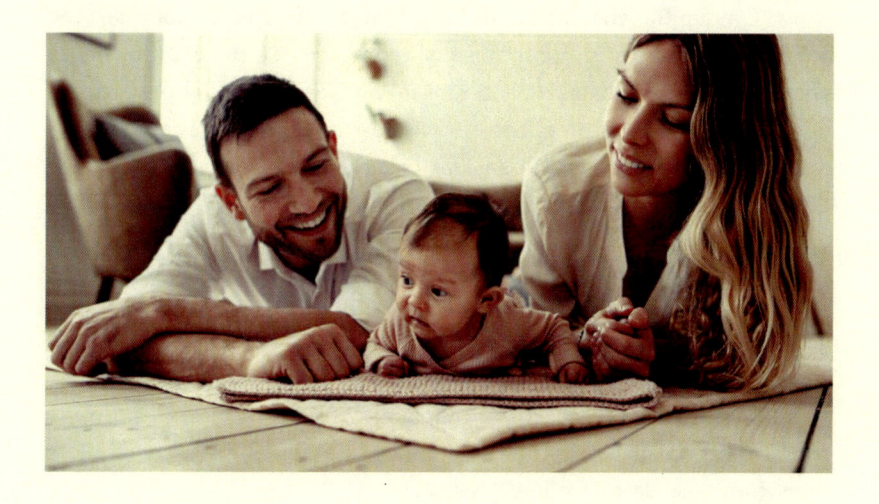

Aqui descobri que criança bem cuidada, bem alimentada não tem problema de aprendizagem, nem de hiperatividade; criança bem nutrida não tem problema com falta de atenção. Esse pequeno, vivendo em ambiente sem brigas, não será uma criança agressiva.

E aqui uma das maiores descobertas que fiz: a criança é um papel em branco, são os pais que escrevem o que ela será. E o mais importante; tudo que vê, ela reproduz, tudo que sente, ela também reproduz, é uma esponja sugando todo o universo que está ao redor dela.

Assim, propus, no ano de 2012, que entregássemos os boletins do meio do ano na casa de nossos alunos. Então tirei toda a conclusão de anos de estudo, estava certa. Todos eram reflexos de seus respectivos ambientes!

Neste ano, dediquei todo o meu tempo vago a fazer cursos nessa área, e dediquei-me a ajudar meus alunos e seus pais. Mas ainda sentia um vazio grande, precisava aprender mais, estar lá na sala dos pequenos novamente, pois já dez anos haviam se passado desde que estive em sala pela primeira vez.

E assim tomei a decisão de cursar Pedagogia e uma especialização em Psicopedagogia; o aprender a aprender fez-se necessário. Nesse ano, já orientava e palestrava a tantas famílias e a tantos professores que amigos me falaram sobre abrir uma clínica para atender os pais que tinham dificuldades de ensinar coisas básicas aos seus filhos, de diagnosticar e tratar o que estava em falta.

Aquele ano seria marcado por grandes estudos e mudanças. Eu estava grávida de gêmeas e, claro, fazendo laboratório com a minha gestação e com várias amigas que estavam grávidas. Até que o bebê de uma grande amiga faleceu no seu ventre. Aquilo me serviu de estudo; também o comportamento da mãezinha e do paizinho na perda, a relação dos amigos no luto, e que uma gestação 100% cuidada não é garantia plena de que o bebê nasça.

No mês seguinte, infelizmente foi minha vez de perder minhas filhas. Um erro médico, reincidente de outros erros. Vieram a falecer no sexto mês de gestação. Em nenhum momento deixei de estudar, de me analisar e do mais importante, continuar os estudos para compreender o que se faz necessário para uma boa gestação, para uma primeira infância saudável. E agora, mais do que nunca, para honrar o nome delas – e que ninguém passe pelo que eu passei, por descuido ou desatenção.

Naquele mesmo ano, acamada por uma série de problemas de saúde, concluí minha licenciatura em Pedagogia e minha especialização em Psicopedagogia. No fim do ano, quando tive forças novamente, abri minha clínica, para auxiliar pais, mães, avós, padrinhos, genitores e escola, todos aqueles que têm dificuldade no aprender a aprender.

Assim criei, com base em dificuldades dos meus alunos, um método chamado educação criativa, para que se possa aprender e compreender com o que se tem dificuldade. E pude aprimorar o que há anos vinha estudando sobre métodos de aprendizagem, e ver que cada aluno/paciente é único; dentro de cada um, existe um universo do aprender – o que exige estudo aprofundado para se aplicar o melhor método.

Há cinco anos atendo a todos que buscam aprender, passei a palestrar em escolas não apenas à professores, para ensinar métodos, mas a pais, que precisam ver que talvez aquela má educação do filho, aquele nervosismo, não seja birra, mas dificuldade; precisa-se dar atenção, carinho e ver o que faltou na gestação e na primeira infância, para que possamos estimular e sanar esses problemas, principalmente sem método medicamentoso, mas quando realmente necessário, sim, com profissionais corretos para ministrar os medicamentos.

No fim do ano de 2019, a convite, foi de grande importância trabalhar na Frente Parlamentar da Primeira Infância do Estado do Paraná, no qual minha função foi projetar material para a sociedade compreender melhor esse mundo, que precisamos urgentemente aprender, da primeira infância.

Nesse lindo trabalho, tive a chance de conhecer melhor uma terapia que indicava e tem muito resultado, um mundo maravilhoso que é a equoterapia, mas sobre isto falarei no próximo livro, que trará os aspectos da terapia, com relatos de meus pacientes e suas evoluções.

No ano de 2021 completei, 21 mil horas em curso de Formação Humana e Gestão Pública. Mas, por que tantos anos de estudo? Para que possamos atender cada dia melhor a nossa sociedade, levar conhecimento a todos, desde aquela mãezinha da periferia, que, sim, precisa de instrução, até aquela mãe que tem condições, mas precisa de um norte para fazer o que muitas vezes já sabe.

Lembrando que a informação e o conhecimento são direitos de todos e que, sim, devemos priorizar que o material seja de fácil compreensão para que possamos executar esses direitos. Este material, **Guia da primeira infância**, foi confeccionado com anos de estudo – mais dois anos de construção, estudo, revisão – e com muito amor, não apenas para pais, mentores, mas também para estudiosos de diversas áreas, a fim de que, ao lerem estas páginas, consigam sanar dúvidas. Ou ainda que ele sirva para plantar dúvidas, mais buscas por materiais para compreender esse lindo universo que é a **primeira infância**.

Referências

ANDRADE, Carlos Drummond de. O Homem e o Remédio: Qual o problema? *Jornal do Brasil*, 26 jul. 1980.

ASSOCIAÇÃO Brasileira do déficit de atenção. *O que é o TDAH*. [2014?]. Disponível em: https://tdah.org.br/. Acesso em: 3 ago. 2014.

AVELINO, Bruno. A importância da educação alimentar na infância. *Plano de Saúde*, 9 maio 2019. Disponível em: https://planodesaude. net.br/blog/a-importancia-da-educacao-alimentar-na-infancia/#:~:-text=Por%20que%20a%20educa%C3%A7%C3%A3o%20alimentar%20 na%20inf%C3%A2ncia%20%C3%A9%20t%C3%A3o%20importante&-text=Ensinar%20a%20crian%C3%A7a%20a%20comer,de%20estres-se%2C%20irritabilidade%20e%20ansiedade. Acesso: 24 jan. 2021.

BRASIL. *Código civil* (2002). 2. ed. São Paulo: Saraiva, 2005.

BRASIL. Lei n° 13.257, de 8 de março de 2016. Dispõe sobre as políticas públicas para a primeira infância e altera a Lei no 8.069, de 13 de julho de 1990 (Estatuto da Criança e do Adolescente), o Decreto-Lei no 3.689, de 3 de outubro de 1941 (Código de Processo Penal... *Diário Oficial [da] República Federativa do Brasil*, Poder Executivo, Brasília, DF, 9 mar. 2016. p. 1. Art. 9, 10 e 16.

BRASIL. *Lei n. 9.394 de 20 de dezembro de 1996*. Estabelece as diretrizes e bases da educação nacional. Disponível em: http://www.planalto.gov.br/ccivil_03/leis/l9394.htm. Acesso em: 1 set. 2014.

BRASIL. Senado Federal. *Projeto de Lei do Senado N° 247, de 2012*. Altera a Lei n° 8.069, de 13 de julho de 1990, que dispõe sobre o Estatuto da Criança e do Adolescente e dá outras providências, para instituir medidas destinadas à prevenção do uso inadequado de psicofármacos em crianças e adolescentes. Disponível em: https://www25.senado.leg.br/web/atividade/materias/-/materia/106495. Acesso em: 1 set. 2014.

CENTRO DE DESENVOLVIMENTO INFANTIL DA UNIVERSIDADE DE HARVARD. *O período e a qualidade das experiências da primeira infância se combinam para moldar a arquitetura do cérebro.* Cambridge: Centro de Desenvolvimento Infantil, Universidade de Harvard, dez. 2007.

CENTRO INTERNACIONAL DE ESTUDOS E PESQUISAS SOBRE A INFÂNCIA - CIESPI/PUC-Rio. *A criança na primeira infância em foco nas pesquisas brasileiras.* Rio de Janeiro: CIESPI, Instituto C&A, PUC-Rio, 2014.

CHEMIN, Beatris F. *Manual da Univates para trabalhos acadêmicos:* planejamento, elaboração e apresentação. 2. ed. Lajeado: Univates, 2012.

COLLARES, Cecília Azevedo Lima; MOYSÉS, Maria Aparecida Affonso. *Preconceitos no cotidiano escolar:* ensino e medicalização. São Paulo: Cortez; Campinas: Unicamp: Faculdade de Educação. Faculdade de Ciências Médicas, 1996.

FAULCSTICH, Enilde L. de J. *Como ler, entender e redigir um texto.* 6. ed. Petrópolis: Vozes, 1996.

FIGUEIREDO, Antonio Macena de; SOUZA, Soraia Riva Goudinho de. *Como elaborar projetos, monografias, dissertações e teses:* da redação científica à apresentação do texto final. 4. ed. Rio de Janeiro: Lumen Juris, 2011.

GARRIDO, Juliana; MOYSÉS, Maria Aparecida Affonso. Um panorama nacional dos estudos sobre a medicalização da aprendizagem de crianças em idade escolar. *In:* Conselho Regional de Psicologia de São Paulo; Grupo Interinstitucional Queixa Escolar (org.). *Medicalização de Crianças e Adolescentes:* conflitos silenciados pela redução de questões sociais a doenças de indivíduos. São Paulo: Casa do Psicólogo, 2010. p. 149-161.

GUARIDO, Renata. A Biologização da vida e algumas implicações do discurso médico sobre a educação. *In:* Conselho Regional de Psicologia de São Paulo; Grupo Interinstitucional Queixa Escolar (org.). *Medicalização de Crianças e Adolescentes:* conflitos silenciados pela redução de questões sociais a doenças de indivíduos. São Paulo: Casa do Psicólogo, 2010. p. 27-39.

GUARIDO, Renata. A medicalização do sofrimento psíquico: considerações sobre o discurso psiquiátrico e seus efeitos na Educação. *Educação e Pesquisa*, São Paulo, v. 33, n. 1, p. 151-161, jan./abr. 2007.

GUARIDO, Renata; VOLTOLINI, Rinaldo. O que não tem remédio, remediado está? *Educação em Revista*, Belo Horizonte, v. 25, n. 01, p. 239-263, abr. 2009.

HATTGE, Morgana Domênica; KLAUS, Viviane. Desafios da inclusão educacional: sobre saberes e práticas pedagógicas. *In*: HUMMES, Júlia (org.). *Anais do 23° Seminário Nacional de Arte e Educação*: Arte – mediações, compartilhamentos, interações. Montenegro: Ed. da Fundarte, 2012.

LABOISSIÈRE, Philipe. Estudo aponta Brasil como referência em aleitamento materno. *Agência Brasil*, Brasília, 2 mar. 2016.

LEONARDI, Jan Luiz; RUBANO, Denize Rosana; ASSIS, Fátima Regina Pires de. Subsídios da análise do comportamento para avaliação de diagnóstico e tratamento do transtorno do déficit de atenção e hiperatividade (TDAH) no âmbito escolar. *In*: Conselho Regional de Psicologia de São Paulo; Grupo Interinstitucional Queixa Escolar (org.). *Medicalização de Crianças e Adolescentes*: conflitos silenciados pela redução de questões sociais a doenças de indivíduos. São Paulo: Casa do Psicólogo, 2010. p. 110-130.

LEOPARDI, Maria Tereza. *Metodologia da pesquisa na saúde*. 2. ed. Florianópolis: UFSC, 2002.

LÜCK, Heloísa. *Dimensões de gestão escolar e suas competências*. Curitiba: Editora Positivo, 2009.

LYRA, Diogo. *et al*. *Representações sobre a primeira infância e violência urbana na mídia brasileira*. Washington: Instituto FrameWorks, 2014.

MEIRA, Marisa Eugênia Melillo. Para uma crítica da medicalização na educação. *Revista Semestral da Associação Brasileira de Psicologia Escolar e Educacional*, São Paulo, v. 16, n. 1, p. 135-142, jan./jun. 2012.

MEZZAROBA, Orides. *Manual de Metodologia da pesquisa no Direito*. 4. ed. rev. e atual. São Paulo: Saraiva, 2008.

MOYSÉS, Maria A. A., COLLARES, Cecíilia A. L. Controle e medicalização da infância. *Revista Desidades*, NIPIAC – UFRJ, n. 1, ano 1, dez. 2013.

PLASSAT, Xavier. Consciência e protagonismo da sociedade, ação coerente do poder público. Ações integradas de cidadania no combate preventivo ao trabalho escravo. *In:* VELLOSO, Gabriel; FAVA, Marcos Neves (coord.). *Trabalho escravo contemporâneo:* o desafio de superar a negação. São Paulo: LTr, 2006. p. 206-222.

SAPIA, luna Pereira. *Medicalização na educação:* a neurologia na construção dos diagnósticos de distúrbios de aprendizagem. 2013. 171 f. Dissertação (Mestrado em Psicologia) – Fundação Universidade Federal de Rondônia, Porto Velho, 2013.

SOUZA, Marilene Proença Rebello de. Retornando à patologia para justificar a não aprendizagem escolar: a medicalização e o diagnóstico de transtornos de aprendizagem em tempos de neoliberalismo. *In:* Conselho Regional de Psicologia de São Paulo; Grupo Interinstitucional Queixa Escolar (org.). *Medicalização de Crianças e Adolescentes:* conflitos silenciados pela redução de questões sociais a doenças de indivíduos. São Paulo: Casa do Psicólogo, 2010. p. 57-67.

TESSER, Charles D.; POLI NETO, Paulo. Medicalização na infância e adolescência: histórias, práticas e reflexões de um médico da atenção primária. *In:* Conselho Regional de Psicologia de São Paulo; Grupo Interinstitucional Queixa Escolar (org.). *Medicalização de Crianças e Adolescentes:* conflitos silenciados pela redução de questões sociais a doenças de indivíduos. São Paulo: Casa do Psicólogo, 2010. p. 231-250.

UNICEF – United Nations Children's Fund. *Programme Communication for Early Child Development.* New York: UNICEF, 2006.

VIVARTA, Veet. (coord.). *Crianças invisíveis:* o enfoque da imprensa sobre o trabalho infantil doméstico e outras formas de exploração São Paulo: Editora Cortez, 2003. (Série Mídia e Mobilização Social).

VIEIRA, Maria Clara. "Pais e mães devem entender a importância de dedicar cuidados e atenção aos filhos". *Revista Crescer*, 25 fev. 2016.

Disponível em: https://revistacrescer.globo.com/O-comeco-da-vida/noticia/2016/02/pais-e-maes-devem-entender-importancia-de-dedicar-cuidados-e-atencao-aos-filhos.html. Acesso em: 28 abr. 2022.